Le Diabète

Mieux connaître

Mieux comprendre

Mieux gérer

Dr Valdo A. CHABOT
Endocrinologue Diabétologue FMH
Médecin associé au CHUV, Lausanne
Ancien Médecin consultant à la Clinique
ophtalmologique universitaire, Lausanne

Dr Marc-H. BLANC
Médecin chef, Unité de Diabétologie
Division de Médecine interne
Hôpital régional, Porrentruy (Jura)

Le Diabète

Mieux connaître

Mieux comprendre

Mieux gérer

Deuxième édition
revue et augmentée

Mise en pages et illustrations techniques : François MEYER DE STADELHOFEN/La fonderie
Illustrations : Jean-Marc HUMM/La fonderie

© Copyright 2002   Editions Médecine & Hygiène, Département Livre,
CH-1225 Chêne-Bourg – 1, rue du Dragon, 75006 Paris

Droits de traduction, de reproduction et d'adaptation réservés pour tous les pays.
ISBN : 2-88049-166-5

Table des matières

Avertissement		12
Préface		13
1 Un peu d'histoire		**15**
2 Qu'est-ce que le diabète ?		**17**
1	Définition du diabète, ses différents types	18
	Que fait l'insuline ?	19
	Conséquences d'un manque d'insuline	20
	Types principaux de diabète	21
2	Causes et facteurs favorisant l'apparition du diabète	23
3	Symptômes ressentis par les diabétiques	26
4	Diagnostic du diabète	28
5	La prévention du diabète	28
6	Tableau récapitulatif des principaux types de diabète	29
7	Résumé pour le lecteur pressé	30
8	Testez vos connaissances	31
3 Principes de traitement		**33**
1	Introduction	34
2	Connaissance des principes du traitement du diabète	35
3	Les régimes diabétiques	36
	3.1 Généralités	36
	3.2 Le système des équivalents	39
	3.3 La planification alimentaire du diabétique traité à l'insuline	41
	3.4 La planification alimentaire du diabétique non traité à l'insuline	46
	3.5 Les graisses et l'alcool	47
	3.6 Les fibres alimentaires	48
	3.7 Les aliments dits « pour diabétiques »	50
	3.8 Manger au restaurant ou chez des amis	52
	3.9 Résumé pour le lecteur pressé	54
	3.10 Testez vos connaissances	55
4	Les traitements médicamenteux	58
	4.1 Généralités	58
	4.2 Les comprimés antidiabétiques	58
	4.2.1 Médicaments stimulant le pancréas : sulfonylurées et glinides	59
	4.2.2 Médicaments combattant la résistance à l'insuline	61
	4.2.3 Les inhibiteurs des alpha-glucosidases	63

		4.3	Les fibres alimentaires	64
		4.4	Association de plusieurs médicaments	64
		4.5	Association agents oraux-insuline	65
		4.6	Quel médicament pour quel diabétique?	65
		4.7	Que faire en cas d'oubli des médicaments?	67
		4.8	Que faire en cas de surdosage des médicaments?	67
	5		Le traitement à l'insuline	67
		5.1	Généralités	67
		5.2	Types d'insuline	68
		5.3	Quelle insuline pour quel diabétique?	70
		5.4	Administration de l'insuline	72
		5.5	Que faire en cas d'oubli de l'injection ou de surdosage?	74
		5.6	Résumé pour le lecteur pressé	75
		5.7	Testez vos connaissances	77
	6		L'activité physique	78
		6.1	Généralités	78
		6.2	Quel type d'activité physique recommander?	78
		6.3	Quelles précautions faut-il prendre?	78
		6.4	Résumé pour le lecteur pressé de se mettre à la pratique du sport	81
		6.5	Testez vos connaissances	82
4	**L'ESTIMATION DU CONTRÔLE DU DIABÈTE**			**83**
	1		Généralités	84
	2		Les tests d'urine	85
		2.1	Estimation de la glucosurie	85
		2.2	Le seuil rénal	85
		2.3	Techniques des tests d'urine	86
		2.4	Quelle urine utiliser?	87
		2.5	Horaire des tests d'urine	88
		2.6	Estimation de l'acétonurie	89
	3		Mesure de la glycémie	91
		3.1	Généralités	91
		3.2	Quelle glycémie faut-il obtenir?	91
		3.3	Ajustement des doses d'insuline en fonction des glycémies	92
	4		Mesure de l'hémoglobine glyquée et de la fructosamine	93
		4.1	Généralités	93
		4.2	Mesure de l'hémoglobine glyquée	93
		4.3	Dosage de la fructosamine	94
		4.4	Conclusion	94
	5		Résumé pour le lecteur pressé	95
	6		Testez vos connaissances	96
5	**L'HYPOGLYCÉMIE**			**97**
	1		Définition	98
	2		Signes d'hypoglycémie	98

3	Les causes	101
4	Quand ?	101
5	Que faire ?	102
6	Prévention	103
7	Résumé pour le lecteur pressé	106
8	Testez vos connaissances	107

6 LE DIABÈTE DÉCOMPENSÉ — 109

1	Introduction	110
2	Décompensation acidocétosique	110
	2.1 Les causes	110
	2.2 Symptômes et signes	112
	2.3 Traitement	113
	Règles de sécurité en cas de maladie	114
	2.4 Prévention	117
3	Décompensation hyperosmolaire	118
	3.1 Les causes	118
	3.2 Mécanisme	119
	3.3 Symptômes et signes	119
	3.4 Le traitement	119
	3.5 La prévention	119
4	Résumé pour le lecteur pressé	120
5	Testez vos connaissances	122

7 COMPLICATIONS À LONG TERME — 125

1	Introduction	126
2	Complications oculaires	127
	2.1 La cataracte	127
	2.2 Le glaucome	128
	2.3 La rétinopathie diabétique	128
	2.4 L'hémorragie du corps vitré	129
	2.5 Prévention	129
3	Complications urinaires	130
	3.1 Infections urinaires	130
	3.2 Néphropathie diabétique	131
4	Complications neurologiques	132
	4.1 Neuropathie sensitive	134
	4.2 Neuropathie motrice	136
	4.3 Neuropathie autonome	136
5	Complications cardio-vasculaires	138
	5.1 Prise en charge globale du risque vasculaire chez les diabétiques	140
6	Les infections	141
7	La peau	141
8	En conclusion	143
9	Tableau récapitulatif des principales complications du diabète	144

		10	Résumé pour le lecteur pressé	145
		11	Testez vos connaissances	147
8	**Le pied diabétique**			**149**
	1		Les soins de pieds	150
	2		Ce qu'il faut absolument faire !	151
	3		Ce qu'il ne faut pas faire !	154
	4		Résumé pour le lecteur pressé	157
	5		Testez vos connaissances	158
9	**Diabète et grossesse**			**159**
	1		Résumé pour la lectrice pressée	163
10	**Diabète et contraception**			**165**
	1		Généralités	166
	2		Les différentes méthodes contraceptives	166
		2.1	Contraception hormonale	166
		2.2	Méthodes mécaniques	168
		2.3	Recommandations générales pour la contraception chez la femme diabétique	168
	3		Résumé pour les couples pressés	169
11	**Vivre avec son diabète**			**171**
	1		Le refus de la réalité	173
	2		La révolte	173
	3		Le marchandage	174
	4		Phase dépressive ; remise en question	174
	5		Acceptation active	175
	6		Résumé pour le lecteur pressé	176
12	**Hérédité**			**177**
	1		Diabète de type 1	178
	2		Diabète de type 2	179
	3		Que dire, alors, à un couple qui désire un enfant ?	179
	4		Résumé pour le lecteur pressé	181
13	**Le diabète de l'enfant et de l'adolescent**			**183**
	1		Introduction	184
	2		Traitement	184
		2.1	L'insuline	184
		2.2	Programme alimentaire	184
	3		Activité physique	185
	4		L'éducation	185
	5		Scolarité	185
	6		Adolescence et puberté	186
	7		Vivre avec son diabète	186
	8		Choix d'une profession	187

14	**Voyages intercontinentaux**	**189**
	1 Conseils généraux	190
	2 Diabétiques traités par régime seul	191
	3 Diabétiques prenant des hypoglycémiants oraux	191
	4 Diabétiques traités à l'insuline	191
	5 Exemples	192
	1 : Voyages vers l'est	192
	2 : Voyages vers l'ouest	194
	6 Résumé pour les voyageurs pressés	195
15	**Diabète : le futur**	**197**
16	**Annexes**	**199**
	1 Equivalences glucidiques utilisées en France	199
	2 Liste des sulfonylurées et glinides du marché français	201
	3 Liste des biguanides du marché français	201
	4 Liste des glitazones du marché français	202
	5 Liste des inhibiteurs des alpha-glucosidases du marché français	202
	6 Liste des insulines du marché français	203
	7 Concentration de glucose dans le sang, les unités S.I.	204
17	**Glossaire**	**205**
18	**Liste des tables**	**210**
19	**Illustrations**	**211**
20	**La pyramide des aliments**	**214**
21	**Equivalences glucidiques utilisées en Suisse**	**216**
22	**Index**	**221**

« LIFE IS NOT A MATTER OF HOLDING GOOD CARDS,
   BUT OF PLAYING A POOR HAND WELL »

« LA VIE, CE N'EST PAS D'AVOIR DE BONNES CARTES,
   MAIS DE BIEN JOUER AVEC UN MAUVAIS JEU »

Robert Louis STEVENSON

Avertissement

L'industrie pharmaceutique développant constamment de nouveaux produits, il n'est pas impossible, dans ces conditions, que les listes de médicaments que l'on trouvera dans ce manuel ne correspondent plus à la réalité du marché. Le lecteur voudra bien nous le pardonner, mais ce phénomène est au-delà de l'attention que les auteurs ont porté à une mise à jour constante jusqu'à la date d'impression de l'ouvrage.

Comme dans la précédente édition, les particularités du marché français sont signalées en annexe.

Nous avons essayé d'être exhaustifs et demandons l'indulgence du lecteur pour toute omission qui pourrait encore persister.

Les auteurs

Préface

A notre premier ouvrage, publié en 1983 « Le diabète, Notions Fondamentales », avait succédé la première édition, en 1992, du manuel « Le Diabète : Mieux Connaître, Mieux Comprendre, Mieux Gérer ».

Dix ans se sont écoulés et le temps d'une mise à jour de l'ouvrage est arrivé.

Une nouvelle édition devenait indispensable, car de nombreux médicaments ont été introduits récemment sur le marché et il convenait de les présenter aux patients et de leur assigner la place qu'ils occupent dans la prise en charge actuelle du diabète.

En ce qui concerne l'édition proprement dite, la typographie a été améliorée, les schémas ont été revus et l'impression en polychromie en renforce la lisibilité.

La diabétologie étant loin d'être une science exacte, les auteurs ont délibérément renoncé à transcrire des « recettes » permettant le réglage fin des glycémies au jour le jour. A l'exception des situations de décompensation grave, décrites au chapitre 6, les lecteurs ne trouveront donc pas ici des conseils trop précis sur l'interprétation des glycémies ou des tests d'urine. En effet, il appartient à chaque diabétique de demander l'avis de son médecin sur ce point. Les auteurs ont donc, en connaissance de cause, refusé de s'immiscer dans un dialogue qui doit rester personnalisé.

A la rubrique des remerciements, les auteurs aimeraient exprimer toute leur reconnaissance à Mme Madeleine Chenal, qui a fourni un remarquable et patient travail de secrétariat.

La forme finale de l'ouvrage doit beaucoup à la lecture critique du manuscrit par le personnel de l'Unité de Diabétologie de l'Hôpital de Porrentruy. Il nous faut donc exprimer toute notre gratitude à Mesdames Sylvie Berdat, Anita Claude-Kradolfer, Marie-Ange Faivre, Sandra Juillerat-Fleury et à Monsieur François Caillet, pour leur soutien dans cette entreprise.

La pratique médicale des auteurs, depuis plus de 20 ans, s'inscrit dans ce que l'on a appelé « l'enseignement thérapeutique » et dont l'intérêt a été récemment souligné par l'Organisation Mondiale de la Santé[1)].

Cette conception globale de la prise en charge de la maladie chronique passe par « l'autonomisation » du patient et ce manuel s'inscrit dans cette démarche.

En ces temps de restrictions budgétaires, de regroupements hospitaliers, d'ajustements tarifaires, d'estimations de la productivité des services (!), il y a fort à parier que « l'éducation thérapeutique » fasse les frais de décisions administratives basées sur la politique à très courte vue qui caractérise les « administrateurs » actuels.

« Si vous pensez que la recherche biomédicale et l'éducation coûtent cher, essayez l'ignorance et la maladie » pourrait-on leur lancer![2]

        V.-A. C.   M.-H. B.
        Lausanne   Porrentruy

Printemps 2002

---

[1] World Health Organization, Regional Office for Europe : Therapeutic Patient Education. Genève, 1998
[2] Rodney Nichols, Président de la New York Academy of Sciences (Diabetes, 46 p. 1925, 1997)

CHAPITRE 1

UN PEU D'HISTOIRE

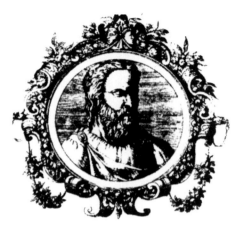

Arêtée de Cappadoce

Le diabète est un vieux compagnon de route de l'humanité. En effet, on admet généralement que la première description des symptômes présentés par les diabétiques a été donnée dans le « Papyrus Ebers », datant de 1550 avant J.-C.

Dans un ancien document de la littérature médicale indienne, datant des années 100 à 200 avant J.-C., appelé « Doctrine Médicale de Ayurveda », on découvre, à notre grande surprise, la description des deux formes principales de diabète sucré que nous connaissons encore aujourd'hui : « la personne qui émet des urines extrêmement sucrées... et ressemblant à du jus de canne à sucre, souffre de glucosurie. Il y a deux types de désordres urinaires : l'un, naturel, dû à des facteurs génétiques (!?) et l'autre dû à un mode de vie ou des habitudes alimentaires immodestes. Le patient souffrant de la première forme est mince, pâle, mange moins et boit énormément... Le patient présentant la deuxième forme est habituellement obèse, mange beaucoup, est fort, a des habitudes sédentaires et dort trop ».

Quelle description magistrale !

C'est Arétée de Cappadoce (130 à 200 après J.-C.) qui proposa le nom de **diabète** (du grec : « qui traverse ») à une affection qui se caractérisait par des urines et une soif abondantes.

Il faudra attendre la « redécouverte » de la présence de sucre dans les urines par Thomas Willis en 1674 pour que la maladie devienne « *le diabète sucré* », par opposition à une autre affection dans laquelle les urines, bien qu'abondantes, ne sont pas sucrées : « *le diabète insipide* ».

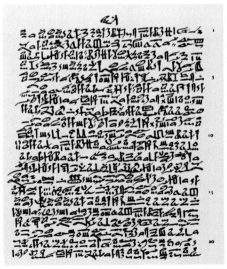

Papyrus Ebers

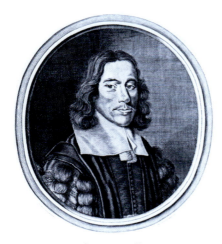

Thomas Willis

Considérée tout d'abord comme une maladie d'origine indéterminée, puis des reins, de l'estomac, ou de la vessie, ce n'est qu'au XIXe siècle que les travaux des anatomistes et des physiologistes permettront d'appréhender, peu à peu, le rôle central joué par le pancréas dans l'apparition du diabète.

En 1889, l'ablation du pancréas d'un chien, par Minkowski et von Mering, entraîne l'apparition d'un diabète chez l'animal soumis à cette intervention.

Finalement en 1921, Banting, Best et Macleod mettent en évidence la substance produite par le pancréas et empêchant l'apparition de cette maladie : **l'insuline**.

Dès lors, le diabète qui, dans la forme touchant l'enfant et l'adulte jeune, était une maladie aiguë et rapidement mortelle, deviendra une affection chronique nécessitant l'injection quotidienne d'insuline et la mise en pratique d'un plan alimentaire approprié. La participation active du patient devient, de plus, une condition indispensable au succès du traitement.

L'introduction de médicaments oraux (à prendre par la bouche), les sulfonylurées en 1955, les biguanides en 1957 et, plus récemment, les inhibiteurs des alpha-glucosidases, les glitazones et les glinides, facilitera le traitement du diabète d'apparition tardive.

Dans l'histoire du diabète, l'étape fondamentale aura été l'introduction, en 1922, d'un traitement enfin efficace : **l'insuline**.

Une avancée également notable est, dès la fin des années 1970, la possibilité pour chaque diabétique de mesurer lui-même sa glycémie par les méthodes dites de chimie sèche (autocontrôle).

Ce nouveau siècle verra probablement la mise en œuvre de moyens préventifs et le diabète rejoindra alors le musée des maladies disparues...

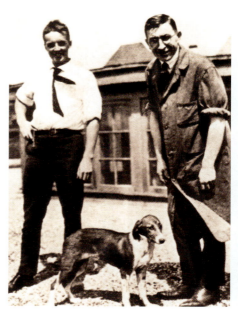

Best et Banting

CHAPITRE 2

Qu'est-ce que le diabète ?

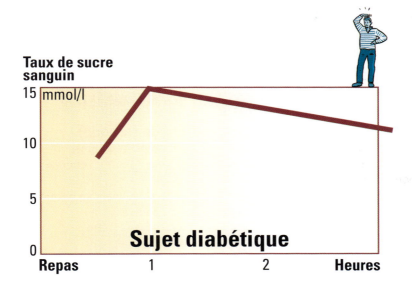

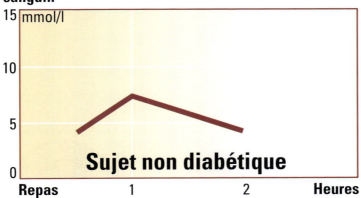

1. Définition du diabète, ses différents types

Définition

Le diabète est une maladie caractérisée par la présence d'un taux de sucre (**glucose***)[1]
anormalement élevé dans le sang, conséquence d'une carence absolue ou relative en **insuline***.

Il s'agit d'une maladie *chronique* nécessitant un traitement *permanent*.

Les pages qui suivent vont rendre intelligible cette définition, en la débarrassant de termes techniques obscurs. Par ailleurs, le lecteur pourra toujours se référer au glossaire en fin d'ouvrage.

Donc : **diabète = taux de sucre trop élevé dans le sang**

A quoi sert le sucre ? (= glucose, hydrate de carbone)

Le sucre est le principal carburant utilisé par notre corps. Il est transporté par le sang vers tous nos organes (muscles, reins, cerveau, foie, etc), il fournit l'énergie nécessaire à leur bon fonctionnement.

Pour pénétrer dans les **cellules***, le sucre a besoin d'insuline, une **hormone*** sécrétée par les **cellules bêta*** des **îlots de Langerhans*** du **pancréas***.

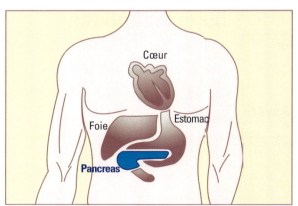

Fig.1a : Représentation schématique des viscères de l'abdomen, situant le pancréas, derrière l'estomac.

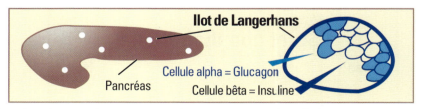

Fig.1b : Ilots de Langerhans, montrant deux de ses principales cellules sécrétrices : cellules bêta (insuline) et cellules alpha (glucagon).

[1] Les mots avec un * renvoient au glossaire en fin d'ouvrage

QUE FAIT L'INSULINE ?

L'insuline peut être considérée comme une clé s'adaptant à une serrure.

L'insuline ouvre la « porte » des cellules de nos organes pour permettre l'entrée du sucre, qui peut alors être utilisé comme carburant.

> Donc : **le sucre** (glucose) **est un carburant,
> l'insuline en permet l'utilisation**

En plus de son action sur le glucose, l'insuline a d'autres effets : elle favorise la formation des **protéines*** (constituants de nos muscles) et empêche l'utilisation excessive de nos **graisses***, qui constituent la principale réserve d'énergie de notre organisme.

L'insuline peut donc être considérée comme une hormone de « stockage » d'énergie et de maintien des structures de l'organisme.

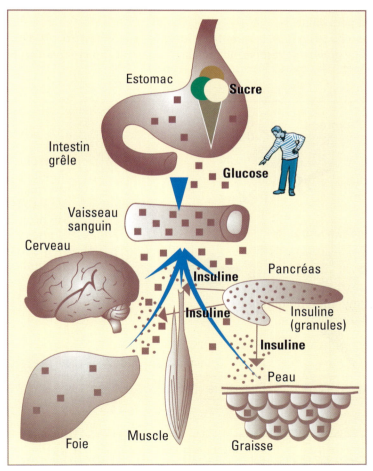

Fig.2 : L'absorbtion de glucose (ou de sucre) élève la glycémie, ce qui stimule la sécrétion et la libération d'insuline par le pancréas. Celle-ci va favoriser la pénétration du glucose dans les différents tissus et organes.

Conséquences d'un manque d'insuline

En cas de carence en insuline, tous les **métabolismes*** (sucres, graisses, protéines) sont perturbés. Les perturbations touchant l'utilisation du glucose étant les plus évidentes et les plus faciles à détecter, c'est donc sur la mesure de la **glycémie*** (taux de sucre sanguin) que l'on se fonde pour apprécier la qualité de contrôle d'un diabète.

En ce qui concerne le *glucose*, la carence en insuline entraîne une élévation anormale de la glycémie (**hyperglycémie**), ainsi qu'une diminution de la pénétration du glucose dans les organes, dont le fonctionnement sera altéré.

Par ailleurs, l'élévation de la glycémie au-delà d'un certain niveau entraîne l'apparition de sucre dans les urines (**glucosurie*** – mécanisme de « trop-plein »).

Le diabétique très hyperglycémique urine alors abondamment.

Quant aux *protéines* (muscles), faute de carburant, leur fonctionnement et leur renouvellement sont perturbés. Physiquement, le diabétique se sent faible, voit ses forces diminuer et perd du poids.

Au niveau du *tissus gras*, la carence en insuline se manifeste par la diminution de la quantité de graisse de réserve, un amaigrissement et l'apparition d'**acétone*** dans les urines.

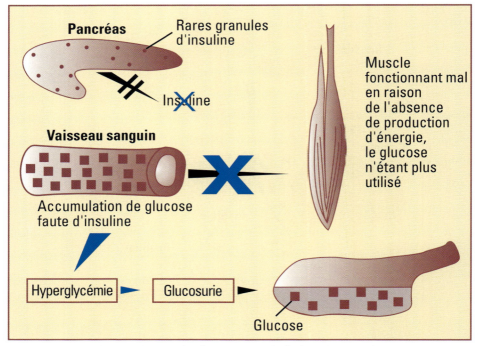

Fig.3 : Le pancréas ne sécrète plus (ou presque plus) d'insuline. Le glucose ne peut plus pénétrer dans les tissus, il s'accumule dans le sang (hyperglycémie) et passe dans les urines (glucosurie).

La plupart de ces points seront repris en détail dans les pages qui suivent.

Types principaux de diabète

De la définition donnée précédemment, on pouvait déjà conclure qu'il existait au moins deux types de diabète : l'un résultant d'une carence absolue en insuline et l'autre d'une carence relative. C'est bien ainsi qu'il en est puisque, dans la pratique, on distingue deux types principaux de diabète :

1. LE DIABÈTE DE TYPE 1
appelé parfois encore insulinodépendant (DID), maigre ou juvénile.

Le manque d'insuline est total, ou presque, dans ce type de diabète qui frappe surtout les jeunes avant l'âge de 20 ans. Il se caractérise par de fortes variations de la glycémie au cours de la journée, avec tendance à la formation d'acétone. Ce type de diabète ne se soigne que par des injections quotidiennes d'insuline, un besoin **vital**, associé à un programme alimentaire individualisé.

Reprenant l'image donnée précédemment, on peut dire ainsi que ce diabétique a perdu ses « clés ».

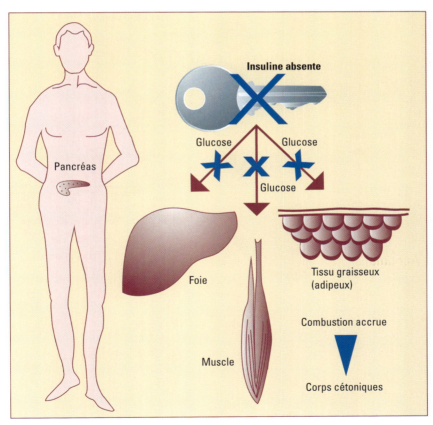

Fig.4 : La clé (insuline) qui permet d'ouvrir l'entrée des cellules fait défaut : le glucose ne peut plus être utilisé comme source d'énergie ; c'est le tissu graisseux qui est alors brûlé à sa place.

2. LE DIABÈTE DE TYPE 2
appelé parfois encore non insulinodépendant (DNID), adulte ou gras.

Le manque d'insuline est relatif, le pancréas produit en effet encore de l'insuline. Ce type de diabète comporte plusieurs sous-groupes différents, le plus connu étant le diabète lié à l'**obésité**, dans lequel il existe une perte de sensibilité des tissus à l'insuline produite par le pancréas (le diabétique a ses clés, mais les serrures ne fonctionnent pas bien). On parle de **résistance à l'insuline**. Dans d'autres cas, le pancréas ne produit plus assez d'insuline, il est fatigué ou surmené.

Cette forme de diabète touche les adultes après la quarantaine. Il se soigne par le régime, associé ou non à des médicaments oraux. Il faut savoir que la plupart des diabétiques de type 2 vont devoir recourir, tôt ou tard, à l'apport d'insuline. En effet, au fil des ans, les cellules pancréatiques qui fabriquent l'insuline s'altèrent et sa production se tarit. Dans ce cas, le traitement à l'insuline s'impose.

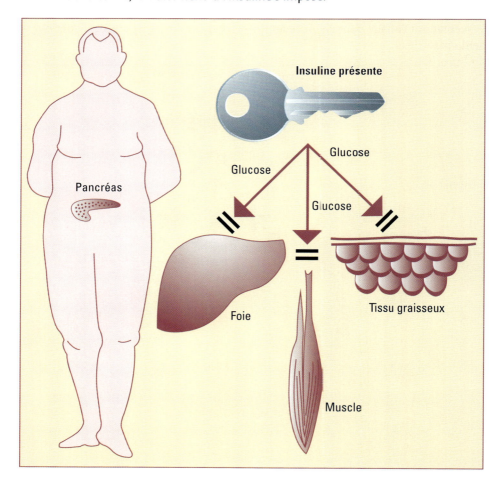

Fig. 5 : La clé (insuline) est présente, mais elle ne sert à rien ; la porte reste «close», les serrures ne correspondent pas.

3. AUTRES TYPES DE DIABÈTE

Le diabète peut apparaître secondairement à l'ablation chirurgicale du pancréas, généralement à la suite d'un traumatisme, ou à sa destruction par une inflammation chronique (pancréatite chronique).

La production en excès de certaines hormones hyperglycémiantes comme le cortisol, l'adrénaline ou l'hormone de croissance, peut faire apparaître un diabète.

Il existe de rares formes de diabète de type adulte apparaissant chez les sujets jeunes, appelé **MODY***, qui résultent de certaines **mutations*** bien précises du patrimoine génétique des sujets atteints.

Environ 10% des adultes diabétiques « non insulinodépendants » représentent en réalité une forme intermédiaire entre diabète de type 1 et diabète de type 2 : ils sont plus jeunes (entre 20 et 40 ans), minces, ont dans leur sang différents **auto-anticorps*** dirigés contre les cellules produisant l'insuline. Bien que généralement non insulinodépendants en début de maladie, ils deviennent plus ou moins rapidement « insulinorequérants ». On appelle **LADA** (Latent Autoimmune Diabetes of Adult) cette forme de diabète.

Depuis plus d'une dizaine d'années on assiste à **l'apparition de diabète de type 2 chez l'enfant et l'adolescent**. Ce phénomène est la conséquence d'une **épidémie mondiale d'obésité**, qui représente un formidable défi pour les systèmes de santé.

Donc : **schématiquement deux sortes de diabète**
TYPE 1 (DID) : traité par l'insuline et un plan alimentaire individualisé
TYPE 2 (DNID) : traité par le régime et souvent des comprimés antidiabétiques, parfois même par de l'insuline

---

2. CAUSES ET FACTEURS FAVORISANT L'APPARITION DU DIABÈTE

Dans les deux types principaux de diabète, l'apparition de la maladie survient sur un terrain de prédisposition (l'hérédité) modifié par des facteurs externes (environnement).

Dans le diabète de type 1 (insulinodépendant), le rôle de l'hérédité est bien mis en évidence, au point que l'on peut chiffrer le risque de devenir diabétique pour un sujet donné, par l'analyse des facteurs héréditaires appelés groupes **HLA*** et par le dosage de certains **auto-anticorps*** dirigés contre les cellules bêta du pancréas.

Cependant, l'hérédité seule n'explique pas l'apparition de la maladie ; il faut encore l'intervention de facteurs externes : par exemple, certaines maladies virales banales pourraient être à l'origine du processus, encore mal connu, qui conduit à la destruction des cellules du pancréas produisant l'insuline. Cette destruction est un processus long, qui s'étend sur plusieurs mois ou années et qui est dû à l'action néfaste de certains globules blancs appelés *lymphocytes*; ceux-ci, activés par des mécanismes complexes à la suite d'une agression virale ou toxique, se mettent à détruire peu à peu les cellules bêta du pancréas. Des auto-anticorps circulent alors dans le sang, témoins de cette auto-agression!

Dans ce type de diabète, on admet généralement que l'alimentation ne joue pas de rôle décisif dans l'apparition de la maladie. Cependant, certaines études sembleraient impliquer une protéine du lait de vache, susceptible, au cas où le nouveau-né ne serait nourri qu'avec ce lait, d'induire une lente autodestruction des cellules bêta des îlots de Langerhans. Ceci ne serait pas le cas avec le lait maternel. Cette hypothèse n'a pas encore été entièrement confirmée.

Dans le diabète de type 2 (non insulinodépendant) le rôle de l'hérédité est également bien connu. Le facteur externe principal est, huit fois sur dix, la suralimentation, conduisant à l'obésité puis au diabète. Dans ce type de diabète, le rôle joué par l'alimentation dans l'apparition de la maladie est donc décisif.

A ce propos, une piste nouvelle est apparue depuis une dizaine d'années, qui explique partiellement la genèse du diabète de type 2 : différentes études, dans différents pays, ont démontré un lien très net entre un *petit poids de naissance* (signe de mauvaise maturation foetale) et la survenue, à l'âge adulte, de perturbations métaboliques diverses, telles que :

- une baisse de l'efficacité de l'insuline
- un excès de graisse intra-abdominale (viscérale)
- des anomalies de certaines graisses sanguines
- l'apparition progressive d'une intolérance au glucose, puis du diabète

L'obésité est une notion statistique, en ce sens qu'elle représente un excès de poids d'au moins 20% par rapport au **poids idéal*** déterminé pour un sujet de sexe et de taille donnés (voir tables ci-dessous). La notion de poids *normal* et de poids *idéal* tend à être abandonnée.

Actuellement, l'obésité est définie par l'**index de masse corporelle**, qui représente le rapport du poids en kilos, divisé par la taille en mètre élevée au carré (IMC = poids (kilos), divisé par taille (mètre) ^{2}). Le surpoids débute au-delà de 25, l'obésité au-delà de 30 kg/m^2.

Parmi les obèses, ceux dont l'obésité est dite « androïde », c'est-à-dire chez lesquels la graisse est accumulée dans l'abdomen (obésité « pomme »), ont le plus grand risque de devenir diabétiques et de présenter des complications cardio-vasculaires (CV). En revanche, les sujets qui présentent une obésité « gynoïde », c'est-à-dire chez lesquels la graisse est accumulée sur les hanches et les fesses (obésité « poire »), présentent beaucoup moins de risque.

Un rapport « tour de taille sur tour de hanches » supérieur à 0,85 pour les femmes et à 0,95 pour les hommes, est déterminant ; il signifie : sujet à risque !

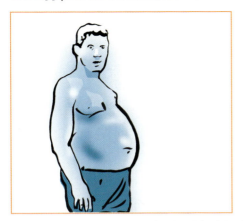 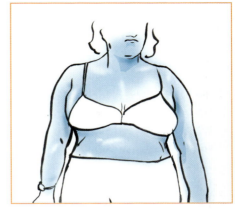

Fig. 5b : Obésité « pomme » (androïde), obésité « poire » (gynoïde).

Plus simplement, un tour de taille égal ou supérieur à 88 cm pour les femmes et 102 cm pour les hommes, implique une prise en charge en vue d'une perte de poids, toujours dans l'optique d'une prévention possible du diabète et/ou des maladies cardio-vasculaires.

Table I :

Poids idéal (en kg) pour les **femmes**,
d'après les tabelles de la Metropolitan Life Insurance Company, 1959

Taille	Gabarit mince	Gabarit moyen	Gabarit fort
147.5	41.7 - 44.5	43.5 - 48.5	47.2 - 54.0
150.0	42.6 - 45.8	44.5 - 49.9	48.1 - 55.3
152.5	43.5 - 47.2	45.8 - 51.3	49.4 - 56.7
155.0	44.9 - 48.5	47.2 - 52.6	50.8 - 58.1
157.5	46.3 - 49.9	48.5 - 54.0	52.2 - 59.4
160.0	47.6 - 51.3	49.9 - 55.3	53.5 - 60.8
162.5	49.0 - 52.6	51.3 - 57.2	54.9 - 62.6
165.0	50.3 - 54.0	52.9 - 59.0	55.4 - 64.4
167.5	51.7 - 55.8	54.5 - 61.2	58.5 - 66.2
170.0	53.5 - 57.6	56.2 - 63.0	60.3 - 68.0
172.5	55.3 - 59.4	58.1 - 64.9	62.1 - 69.9
175.0	57.2 - 61.2	59.9 - 66.7	64.0 - 71.7
177.5	59.0 - 63.5	61.7 - 68.5	65.8 - 73.9
180.0	60.8 - 65.3	63.5 - 70.3	67.6 - 76.2

Table II:

Poids idéal (en kg) pour les **hommes**,
d'après les tabelles de la Metropolitan Life Insurance Company, 1959.

Taille	Gabarit mince	Gabarit moyen	Gabarit fort
157.5	50.8 - 54.4	53.5 - 58.5	57.2 - 64.0
160.0	52.2 - 55.8	54.9 - 60.3	58.5 - 65.3
162.5	53.5 - 57.2	56.2 - 61.7	59.9 - 67.1
165.0	54.9 - 58.5	57.6 - 63.0	61.2 - 68.9
167.5	56.2 - 60.3	59.0 - 64.9	62.6 - 70.8
170.0	58.1 - 62.1	60.8 - 66.7	64.4 - 73.0
172.5	59.9 - 64.0	62.6 - 68.9	66.7 - 75.3
175.0	61.7 - 65.8	64.4 - 70.8	68.5 - 77.1
180.0	65.3 - 69.9	68.0 - 74.8	72.1 - 81.2
183.0	67.1 - 71.7	69.9 - 77.1	74.4 - 83.5
185.5	68.9 - 73.5	71.7 - 79.4	76.2 - 85.7
188.0	70.8 - 75.7	73.5 - 81.6	78.5 - 88.0
190.5	72.6 - 77.6	75.7 - 83.5	80.7 - 90.3
193.0	74.4 - 79.4	78.1 - 86.2	82.7 - 92.5

3. Symptômes ressentis par les diabétiques

Souvent, il n'y a pas de symptômes dans le *diabète de type 2* et le diagnostic n'est posé que lors d'un contrôle glycémique de routine.

Dans d'autres cas, l'attention du malade n'est éveillée qu'à l'apparition d'une complication liée à un diabète négligé, évoluant depuis longtemps, peu symptomatique (voir chapitre 7).

Enfin, il est parfois nécessaire d'avoir recours à un examen appelé « **épreuve d'hyperglycémie provoquée*** » pour établir un diagnostic de certitude.

Ce mode de présentation met en évidence une deuxième caractéristique du diabète, qui est non seulement une maladie **chronique** mais, en plus, une maladie **anonyme** (silencieuse).

Le diabète de type 1, qui résulte, nous l'avons vu, de la perte de production d'insuline, entraîne, pour sa part, des symptômes très évocateurs, qui permettent rapidement d'établir le diagnostic.

Ces symptômes sont liés à l'élévation extrême de la glycémie et aux effets de la carence en insuline sur les tissus gras et les muscles. Le schéma ci-dessous résume la situation.

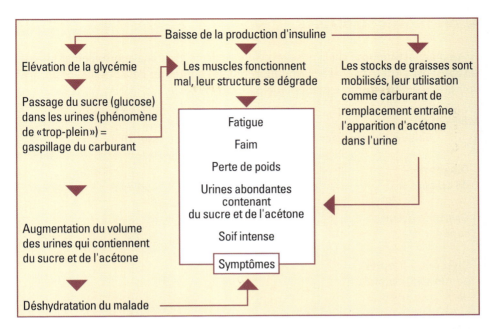

En outre, d'autres symptômes peuvent encore être présents : par exemple, crampes dans les mollets, baisse de la vue, infections de la peau, démangeaisons au niveau des organes génitaux, douleurs abdominales.

Laissé sans traitement, le diabétique verra ses symptômes s'aggraver pour aboutir à un coma acido-cétosique ou à un coma hyperosmolaire qui peuvent être mortels *(voir chapitre 6)*.

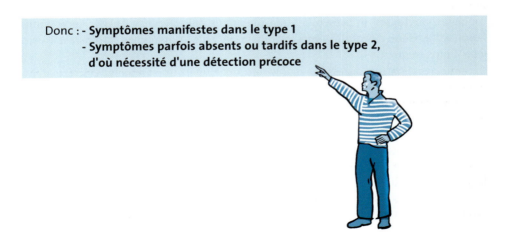

Donc : - **Symptômes manifestes dans le type 1**
- **Symptômes parfois absents ou tardifs dans le type 2, d'où nécessité d'une détection précoce**

4. Diagnostic du diabète

Le diagnostic repose sur la mise en évidence d'une glycémie anormalement haute. Un consensus international a permis de définir les limites au-delà desquelles un sujet doit être considéré comme étant diabétique *(voir table III)*

Table III
Valeurs glycémiques diagnostiques du diabète (mmol/l)[1]

Diagnostic de diabète si :	Sang total		Plasma	
	Capillaire	*Veineux*	*Capillaire*	*Veineux*
Glycémie à jeun supérieure à...	6.0	6.0	7.0	7.0
Glycémie 2 h. après administration orale de 75 g de glucose supérieure à...	11.1	10.0	12.2	11.1

1. **Pour transformer les mmol/l en mg/dl, multiplier par 18.**
   Exemple : 8.5 mmol/l x 18 = 153 mg/dl (1.53 g/l).
   Pour transformer les mg/dl en mmol/l, diviser par 18.
   Exemple : 100 mg/dl : 18 = 5.55 mmol/

Remarque : la glycémie à jeun NORMALE (plasma veineux) est égale ou inférieure à 6.0 mmol/l. Les sujets ayant des valeurs comprises entre 6.1 et 6.9 ne sont ni normaux ni diabétiques : ils présentent une *«anomalie de la glycémie à jeun»*. Cette population est à risque d'évolution vers le diabète ; de plus les maladies cardio-vasculaires y sont plus fréquentes.

5. La prévention du diabète

En ce qui concerne le type 1, la cause étant pour le moment mal connue, il s'ensuit que la prévention n'est actuellement pas possible. Différents essais sont en cours, dont le but serait soit de retarder, soit de prévenir la destruction des cellules produisant l'insuline. Les résultats sont loin d'être négatifs, mais il est encore beaucoup trop tôt pour en tirer des conclusions pratiques.

Dans le type 2, l'obésité, conséquence de facteurs génétiques, d'un apport alimentaire excessif et d'une inactivité physique, est le principal facteur d'apparition de la maladie. Pour prévenir le diabète, il faut donc éviter l'obésité ou maigrir si l'on est obèse. C'est là un conseil que tout diabétique de type 2 devrait prodiguer à ses descendants !

> Donc : **Pas de prévention actuellement pour le type 1**
> **Perte de poids et exercice physique régulier en cas d'obésité
> = prévention du type 2**

6. Tableau récapitulatif des principaux types de diabète

Caractéristiques	Type 1 *(diabète juvénile, maigre, insulinodépendant)* *maladie auto-immune* *(10 à 15% des cas)*	Type 2 *(diabète adulte, gras, non insulinodépendant)* *(85 à 90% des cas)*
Aspects des patients	Maigre	Obèse (8 fois sur 10)
Age d'apparition de la maladie	Le plus souvent avant 20 ans	Le plus souvent après 40 ans
Symptômes	Nombreux et évocateurs	Souvent absents, diagnostic parfois fortuit ou par le biais d'une complication chronique d'un diabète non diagnostiqué
Etat de la production d'insuline par le pancréas	Arrêt de la production	Production maintenue, mais pancréas trop paresseux, «surmené» ou «fatigué». Résistance des tissus aux effets de l'insuline
Causes de la maladie	Hérédité + facteurs externes (virus?)	Hérédité + facteurs externes (suralimentation et sédentarité entraînant l'obésité)
Prévention de la maladie	Encore inconnue	Maigrir (obèse) Se maintenir à son poids normal Activité physique régulière
Traitement	1. Remplacer la fonction défaillante = prendre de l'insuline 2. Programme alimentaire «normal» 3. Activité physique régulière	1. Faciliter le travail de l'insuline = perdre du poids = programme alimentaire « amaigrissant » 2. Médicaments pris par la bouche 3. Insuline si les autres mesures sont inefficaces 4. Activité physique régulière

7. Résumé pour le lecteur pressé

LE DIABETE est une maladie
- CHRONIQUE
- ANONYME (silencieuse)
- HEREDITAIRE

caractérisée par une élévation EXCESSIVE du taux de SUCRE DANS LE SANG (hyperglycémie).

La cause en est une résistance à l'action de l'INSULINE et/ou une sécrétion insuffisante d'INSULINE par le PANCREAS.

Le SUCRE est le CARBURANT de nos organes. L'INSULINE permet de l'utiliser.

En cas d'action inefficace ou de manque d'insuline, les symptômes suivants peuvent être ressentis :

- FATIGUE
- FAIM
- PERTE DE POIDS
- URINES ABONDANTES
- SOIF

Parfois, il n'y a PAS DE SYMPTÔMES.

On distingue DEUX TYPES PRINCIPAUX de diabète :

- Le diabète de type 1 (insulinodépendant) qui se déclare en général avant 20 ans : traité par l'insuline et un régime alimentaire personnalisé.
- Le diabète de type 2 (non insulinodépendant) qui se déclare en général après 40 ans, la plupart du temps chez l'obèse : traité par un régime, des comprimés antidiabétiques, parfois par association d'insuline et de comprimés.

LA PREVENTION est actuellement impossible pour le diabète de type 1 ; elle passe par la prévention de l'obésité ou la perte de poids en cas d'obésité, pour le type 2.

8. Testez vos connaissances

Nous vous suggérons de tester vos connaissances en répondant aux questions suivantes. Il n'y a qu'une bonne réponse chaque fois.

1. **Qu'est-ce que le diabète ?**

   a) sucre trop élevé dans le sang, dû à un excès d'insuline
   b) sucre trop élevé dans le sang, dû à un manque d'insuline ou à une action insuffisante de l'insuline
   c) un manque de sucre dans le sang
   d) trop de cholestérol dans le sang
   e) du sucre dans les urines

2. **Parmi les conseils suivants, lequel donneriez-vous à vos enfants pour les empêcher (peut-être !) de devenir un diabétique de type 2 comme vous ?**

   a) ne pas fumer
   b) ne pas devenir obèse
   c) ne pas manger de sucre

3. **L'insuline est produite :**

   a) par le foie
   b) par les reins
   c) par le pancréas
   d) par les intestins

4. **L'insuline entraîne :**

   a) une augmentation de la glycémie
   b) aucun effet sur la glycémie
   c) une diminution de la glycémie

Réponses correctes :   1 : b
                                  2 : b
                                  3 : c
                                  4 : c

Chapitre 3

Principes de traitement

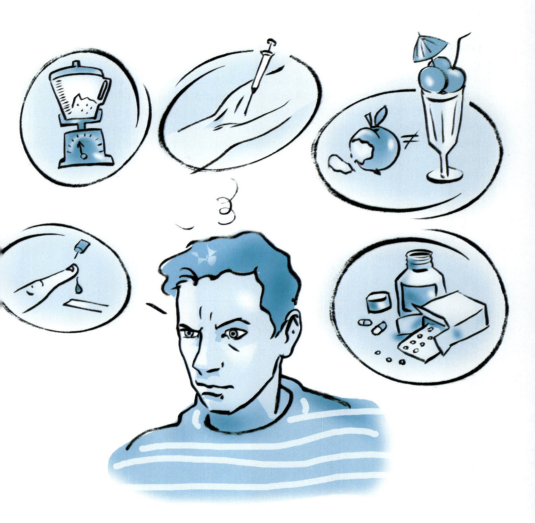

1. INTRODUCTION

Il est peu d'affections où la participation active du malade à son traitement est aussi fondamentale que dans le cas du diabète. En effet, cette maladie chronique nécessite la mise en œuvre simultanée de méthodes relevant de la médecine, de la diététique, de la pédagogie et souvent du bon sens ! Dans ces circonstances, la participation active et raisonnée du diabétique à son traitement est une condition indispensable au succès de cette entreprise de longue haleine qu'est le maintien de l'état de santé, fruit de la maîtrise de la glycémie dans des limites acceptables.

La chronicité de la maladie implique par ailleurs un contrôle médical régulier permettant de juger des effets du traitement ou d'en ajuster les modalités.
LE BUT DU TRAITEMENT EST DE MAINTENIR LA GLYCEMIE DANS LES LIMITES DE LA NORME OU PROCHE DE CELLE-CI, c'est-à-dire ni trop haute ni trop basse. Cet objectif, parfois difficilement réalisable chez certains patients, peut être atteint grâce à 5 moyens mis en œuvre simultanément :

1. une bonne connaissance de son diabète et des principes de traitement
2. la planification alimentaire
3. les comprimés antidiabétiques ou l'insuline pris régulièrement
4. l'activité physique
5. l'autosurveillance régulière

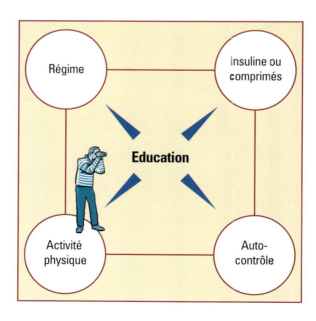

Fig. 6 : Principe du traitement du diabète : l'**éducation** (enseignement, information) est la **clé de voûte** de tout l'édifice thérapeutique.

Dans les pages qui suivent, nous allons aborder chacun de ces moyens. Notons toutefois que le traitement de la maladie diabétique implique une certaine discipline de la part du patient. Si la maladie est acceptée, la discipline bien comprise deviendra vite une habitude peu contraignante.

> Donc : le malade diabétique doit
> - connaître le **DIABÈTE** (information, éducation)
> - connaître **SON** diabète (expérience)
> - **VIVRE** avec son diabète (discipline)

2. Connaissance des principes du traitement du diabète

C'est l'un des buts de ce manuel. Cependant, il est bien évident que la théorie ne peut remplacer la pratique. L'analyse des événements quotidiens de la vie du diabétique, l'interprétation des glycémies et accessoirement des tests d'urine, la planification alimentaire et les modifications du traitement demandent, de la part du diabétique, un effort personnel de réflexion. Il n'est pas seul pour le faire, il doit pouvoir compter sur son médecin ou sur les professionnels de santé qui l'entourent, dont le rôle est de l'écouter, de l'aider à formuler ses demandes, de répondre à ses besoins et de l'accompagner dans *sa prise en charge* face à *sa maladie*.

L'éducation du diabétique joue un rôle important dans le maintien de son état de santé. De nombreuses études ont démontré que les diabétiques correctement éduqués avaient une vie plus longue, étaient moins souvent hospitalisés, avaient moins de complications et, de ce fait, – sujet à l'ordre du jour dans de nombreux pays –, sollicitaient moins le budget de la santé ou, mieux dit, celui de la maladie.

Pour toutes ces raisons, certains hôpitaux ont organisé des unités spécialisées, sorte d'écoles pour diabétiques, où l'enseignement global du diabète est offert au patient. Tout diabétique devrait pouvoir bénéficier d'un tel enseignement.

Les associations de diabétiques, dont la mission est d'informer et de diffuser des moyens techniques, sont également à votre disposition. Il est souhaitable que chaque personne concernée y adhère.

> Donc : le diabétique éduqué
> - **vit mieux et plus longtemps**
> - **est moins souvent hospitalisé**
> - **a moins de complications**
> - **est en meilleure santé**

3. Les régimes diabétiques

3.1 Généralités

Le diabète, dont la définition scientifique a été donnée précédemment (p. 18), peut également être considéré comme une maladie de « l'alimentation ». Dès sa description, il y a plus de 3'500 ans, des prescriptions diététiques ont été la base du traitement ; cela reste encore vrai de nos jours.

Le terme « régime » ne doit pas être entendu comme « restriction » ou « interdit », mais plutôt comme « planification » ou « hygiène alimentaire ». *En fait, le diabétique peut manger de tout ou presque, mais il doit simplement limiter les aliments riches en sucre et en calories et les répartir sur la journée.*

But du régime

Il est démontré qu'une planification alimentaire correcte est indispensable au bon contrôle du diabète. C'est ce but que l'on poursuit avec tout régime. Celui-ci sera donc adapté à chaque cas ; il devra assurer un équilibre nutritionnel pour chacun et permettre :

- aux enfants diabétiques de grandir et d'exercer normalement leurs sports favoris
- aux obèses de perdre du poids
- aux diabétiques insulinodépendants (type 1), rarement obèses, de maintenir leur état nutritionnel
- à chaque diabétique d'obtenir les meilleures glycémies possibles

La composition des aliments :

On a pris l'habitude de répartir les aliments en trois grands groupes :

a) *Les composés énergétiques*
Protides (protéines), lipides (graisses), glucides (hydrates de carbone, sucres), alcool.

b) *Les composés de soutien* (sans valeur énergétique)
Comme l'eau, les sels minéraux, les vitamines.

c) *Les fibres* (sans valeur énergétique)

La fonction de chacun des composés énergétiques dans l'organisme est différente, tout comme leur contenu calorique.

Les lipides* sont une forme de stockage de l'énergie, ils contiennent 9 kilo-calories (Kcal)[1] ou **Calories*** par gramme ou 37.7 kilos-joules* (KJ). Les graisses se rencontrent dans le beurre, la margarine, les huiles, la crème, le poisson, la viande, les œufs, la

---

* 1 KJ = 0,239 Kcal, 1 Kcal = 4,184 KJ

charcuterie, le lait et les produits qui en sont dérivés. Les lipides sont subdivisés en 3 types suivant leur structure chimique :

- les lipides *saturés* qui proviennent principalement des *graisses animales*, comme le lard, le saindoux, le beurre, les margarines dures et les graisses cachées dans la viande, les charcuteries et les produits laitiers. Certaines graisses végétales sont riches en lipides saturés : huile d'arachide et graisse de coco.

- les lipides *mono-insaturés* comme l'huile d'olive, l'huile de colza.

- les lipides *polyinsaturés* comme l'huile de tournesol, de maïs, de soja, de carthame, de chardon et les margarines molles.

L'intérêt de cette distinction réside dans le fait qu'une alimentation dans laquelle les graisses saturées ont été remplacées par des graisses mono- et polyinsaturées est utile pour abaisser le taux de **cholestérol***, souvent élevé dans le sang des patient obèses et/ou diabétiques.

Les **protéines*** forment l'architecture des différents tissus, principalement les muscles. Elles contiennent 4 Kcal/g (16.7 KJ). Les protides proviennent de la viande, du lait et de ses dérivés, des oeufs, de la volaille, du poisson et des légumineuses (petits pois, cassoulet, lentilles).

Les **glucides*** enfin, sont le carburant des cellules cérébrales et musculaires. C'est une forme d'énergie immédiatement utilisable, dont les stocks sont limités (sous forme de **glycogène***) dans le foie et les muscles. Mais les autres composés énergétiques (les protides surtout) peuvent se transformer en glucides de façon à maintenir un taux de sucre relativement constant dans le sang, nécessaire au fonctionnement optimal des cellules cérébrales.

Les **hydrates de carbone***, ou glucides, proviennent des farineux (pain, pâtes, riz, pommes de terre, légumineuses), des fruits, des légumes, du lait, des yaourts, des produits sucrés (sucre, miel, confiture). Ils fournissent 4 Kcal/g ou 16,7 KJ/g.

Le contenu calorique des régimes proposés aux diabétiques devrait provenir à raison de 50 à 55% des glucides, de 30 à 35% des lipides et de 15 à 20% des protéines.

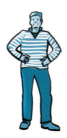

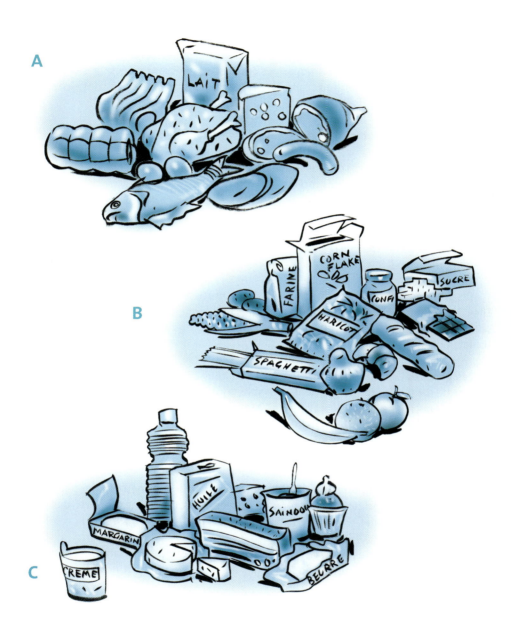

Fig. 7 : Les différents nutriments (aliments) : **A** : protides *(protéines)*, **B** : glucides *(hydrates de carbone, sucres)*, **C** : lipides *(graisses) et leurs sources*

Donc, notre alimentation comporte :

1. **des composés énergétiques**
   - lipides (graisses) *(9 Kcal/g = 37.7 KJ)*
   - protides (protéines) *(4 Kcal/g = 16.7 KJ)*
   - glucides *(4 Kcal/g = 16,7 KJ)*
   [- alcool *(7 Kcal/g = 29,3 KJ)*]

2. **des composés de soutien**
   - eau, sels minéraux et vitamines

3. **des fibres**

3.2 LE SYSTÈME DES ÉQUIVALENTS

La consommation de sucre en quantités irrégulières peut entraîner un déséquilibre de l'état diabétique ; il est souhaitable que *l'apport en glucides soit constant*, mais sous une forme variable, d'où l'intérêt d'un « système d'équivalents ».

Le système des « équivalents » est un « alphabet » permettant au diabétique de composer des mots (= son menu).

Il importe donc que le patient ait été formé à l'utilisation du « système des équivalents » de façon à lui permettre de varier son alimentation au gré de ses goûts, de la disponibilité locale ou saisonnière des aliments, tout en maintenant un apport glucidique constant.

En Suisse romande, ce système est fondé sur le contenu en sucre (glucides ou hydrates de carbone) d'une portion habituelle d'aliments.

Deux portions d'aliments sont dites « équivalentes » lorsqu'elles sont *interchangeables*.
Les trois classes d'aliments apportant du sucre sont regroupées en trois types d'équivalents, appelés respectivement :

- équivalent farineux (contenant 25 g de sucre)
- équivalent fruit (contenant 15 g de sucre)
- équivalent lait (contenant 10 g de sucre).

Voir planches en fin de volume (chapitre 21 : équivalences glucidiques)

La teneur en sucre des aliments est très variable. Par exemple il y a :

- 25 g de sucre dans 50 g de pain, ou 150 g de pommes de terre,
  ou 1 croissant = 1 équivalent farineux

- 15 g de sucre dans 150 g de pamplemousse ou 100 g de raisin = 1 équivalent fruit

- 10 g de sucre dans 2 dl de lait ou 1 yaourt édulcoré de 180 g = 1 équivalent lait

En connaissant le système des équivalents et avec un plan alimentaire adapté à ce système, le diabétique peut gérer son alimentation selon les circonstances, à domicile, au restaurant ou chez des amis. Il lui suffit de faire un choix en appliquant les connaissances acquises (voir exemple pages 44 et 48).

Un certain nombre d'aliments très riches en sucre sont à éviter.
Ils doivent être utilisés, en revanche, pour traiter une hypoglycémie (voir page 102) : le sucre, le miel, les limonades sucrées et les jus de fruits.
Ces derniers produits, susceptibles de faire monter rapidement la glycémie, peuvent être considérés comme des « médicaments de l'hypoglycémie ».

En raison de leur faible teneur en sucre (3-6%), la consommation de légumes n'est pas limitée.
Les viandes, les poissons, les volailles, les œufs, les fromages et les graisses, ne contiennent pas de sucre. Ces aliments ne font donc pas partie du système des équivalents.
Cependant, leur quantité doit être adaptée à chaque cas particulier par le médecin ou la diététicienne. En effet, ces aliments sont très énergétiques du fait de leur forte teneur en lipides. Ils doivent donc être limités pour prévenir les maladies cardio-vasculaires, l'hypercholestérolémie et l'obésité.

> Le système des équivalents comporte donc :
> - **l'équivalent farineux** (25 g de sucre)
> - **l'équivalent fruit** (15 g de sucre)
> - **l'équivalent lait** (10 g de sucre)

L'index glycémique :

La consommation d'aliments contenant des hydrates de carbone entraîne l'élévation de la glycémie. On a cependant observé, suivant la nature de l'aliment et pour *un même contenu en glucides*, que la glycémie obtenue pouvait être variable (par exemple du simple au double).
Ceci a amené certains diabétologues à décrire un *index glycémique*, qui représente le pouvoir hyperglycémiant des aliments par référence au pain blanc (auquel on a attribué une valeur arbitraire de 100).
La table IV ci-après donne quelques exemples.

Table IV
Index glycémique

Pain blanc	100
Pain complet	100
Pâtes	70
Riz	85
Pommes de terre bouillies	80
Pommes de terre en purée	115
Haricots secs	40-50
Lentilles, chocolat, pamplemousse	30-40
Pomme	55
Banane	85
Orange	60
Glucose, corn flakes, miel	130
Lait entier	50
Lait écrémé	45
Yaourt	50
Fructose	25
Cacahuètes	25

A un index glycémique faible correspond un aliment peu hyperglycémiant.

Au plan pratique, on constate malheureusement que les résultats sont très variables d'un sujet à l'autre et dépendent de facteurs pas toujours modifiables (l'âge, le sexe, la composition et le mode de préparation des repas, etc.), si bien que l'usage des index glycémiques s'est peu répandu.

3.3 LA PLANIFICATION ALIMENTAIRE DU DIABÉTIQUE TRAITÉ À L'INSULINE

Chez le non diabétique, la sécrétion d'insuline se fait lors de chaque apport alimentaire et s'adapte à la prise d'aliment.

Chez le patient insulinodépendant, cette régulation complexe de la sécrétion d'insuline lors de la prise alimentaire n'existe plus. Dans ce cas, soit *la quantité d'hydrates de carbone doit être adaptée à la dose d'insuline injectée* (traitement insulinique dit « classique ») ou bien *la dose d'insuline adaptée aux apports alimentaires* (traitement insulinique dit « fonctionnel »).

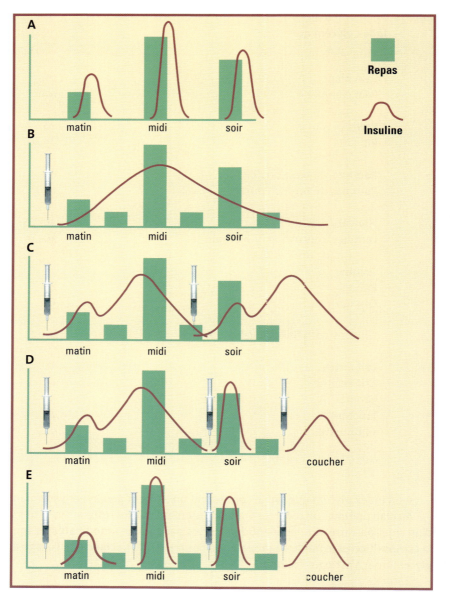

Fig. 8 : **A.** Sujet non diabétique : la sécrétion d'insuline est parfaitement adaptée à la glycémie qui s'élève (repas).
B. Sujet diabétique insulino-requérant, une seule injection par jour : prise en charge imparfaite des glucides alimentaires par l'insuline injectée.
C. Même cas, mais deux injections par jour, mélange d'insuline « rapide » et « intermédiaire » : meilleure prise en charge des glucides alimentaires, cependant encore imparfaite.
D. Même cas, mais trois injections par jour : mélange « rapide » et « intermédiaire » le matin, « rapide » au repas du soir et « intermédiaire » au coucher.
E. Traitement « intensifié » : insuline « rapide » avant chaque repas et « intermédiaire » au coucher.

a) Planification alimentaire du diabétique traité à l'insuline de manière « classique »

Dans cette situation, le contrôle du diabète, c'est-à-dire le maintien d'une glycémie aussi proche que possible de la norme, dépend de la prise d'insuline associée à un apport en hydrates de carbone relativement stéréotypé, ce qui peut s'exprimer par l'axiome suivant :

**« CHAQUE JOUR, A LA MEME HEURE, AU MEME REPAS,
LA MEME QUANTITE DE GLUCIDES »**

Ceci implique de mesurer *les portions alimentaires contenant des glucides*.

De plus, un patient insulinodépendant court un risque d'**hypoglycémie*** (sucre trop bas dans le sang) s'il ne prend pas, entre les repas, de **collations*** contenant des glucides. Les collations sont destinées à contre-balancer les effets de l'insuline injectée, qui agit quelle que soit la situation alimentaire du patient. Ces collations sont généralement données en milieu d'après-midi et le soir avant le coucher. Dans certains cas, il est nécessaire de prendre également une collation dans la matinée.

Le contenu en hydrates de carbone des collations, de même que leur horaire, dépendent de la nature de l'insuline injectée, de l'activité physique du diabétique et de l'horaire des injections. Chaque cas étant particulier, le patient discutera avec son médecin ou la diététicienne pour élaborer un programme personnalisé. L'importance des *collations* doit être soulignée, leur *omission* est l'une des causes fréquentes d'*hypoglycémie*.

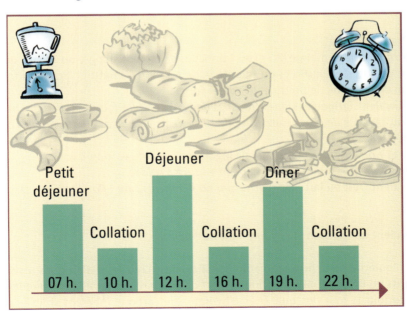

Fig. 9 : Repas principaux et collations intermédiaires doivent être pris selon un horaire régulier. Les portions alimentaires doivent être mesurées, au moins au début et régulièrement recontrôlées.

PLAN ALIMENTAIRE A 1800 KCAL ET 230 G D'HYDRATES DE CARBONE

PETIT DEJEUNER
1,5 Equivalent farineux : *3 tranches fines de pain complet (90 g)* **ou** *de pain mi-blanc (75 g)*
2 cuillères à café rases de beurre (10 g)
2 cuillères à café de confiture light (25 g)
Café sans sucre : *à volonté*
1 Equivalent lait : *2 dl de lait partiellement écrémé*

COLLATION DE 10 HEURES
1 Equivalent fruit : *3 moitiés de kiwi* **ou** *1 orange* **ou** *1 pomme moyenne (150 g)...*

REPAS DE MIDI
1 portion de viande maigre **ou** de poisson **ou** 2 oeufs : 100 g
1,5 Equivalent farineux : *1,5 tasse de pâtes cuites* **ou** *1 de tasse de riz cuit* **ou** *de polenta cuite* **ou** *225 g de pommes de terre (= 3 moyennes)* **ou** *250 g de purée de pommes de terre (= 6 c. à soupe)* **ou** *3 tranches fines de pain complet (90 g)...*
Légumes cuits et / ou salade : *1 grande portion à volonté*
2 cuillères à café d'huile : *pour la cuisson + sauce à salade*
1 Equivalent fruit : *1 pomme moyenne (150 g)* **ou** *200 g de fraises ou 1,5 dl de jus de fruits*

COLLATION DE 15 HEURES
1 Equivalent farineux : *1 petit pain complet (60g)* **ou** *2 barres de céréales (Farmer®)*

REPAS DU SOIR
portion de fromage maigre (80 g) **ou** 2 tranches de jambon maigre **ou** 2 oeufs **ou** 1 portion de viande séchée (60 g) **ou** 1 petite boîte de thon au naturel (80 g) **ou** 100 g de jambon de dinde **ou** de poitrine de poulet fumée
1,5 Equivalent farineux : *3 fines tranches de pain complet (90 g)* **ou** *de pain mi-blanc (75 g)* **ou** *1,5 tasse de pâtes cuites* **ou** *1 de tasse de riz cuit* **ou** *225 g de pommes de terre (= 3 moyennes)...*
Salade et / ou légumes ou potage de légumes : *1 grande portion à volonté*
2 cuillères à café d'huile : *pour la cuisson + sauce à salade*
1 Equivalent fruit ou lait : *100 g de raisins* **ou** *4 abricots... ou 1 flan light (125 g)*

COLLATION DE 22 HEURES
1 Equivalent lait ou fruit : *1 yogourt light* **ou** *1 pomme...*

La régularité de la prise alimentaire est capitale chez les diabétiques insulinodépendants ou insulinotraités. Le non respect de l'horaire des repas, ainsi que les variations au jour le jour des quantités d'hydrates de carbone ingérées sont les causes principales de déséquilibre, donc, à long terme, de complications graves.

> Donc : **pour le diabétique insulinodépendant traité de façon « classique », le régime doit :**
> - contenir chaque jour, à la même heure, au même repas, la même quantité de glucides
> - inclure des collations entre les repas principaux

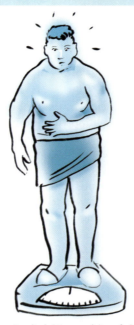

*Fig. 10 : Le diabétique obèse **doit** maigrir.*

b) Planification alimentaire du diabétique traité à l'insuline de manière « fonctionnelle »

Pour plus de détails, il convient de se reporter au chapitre « traitement à l'insuline », page 67.

En bref, les diabétiques pratiquant une insulinothérapie dite « fonctionnelle » (appelée également « physiologique »), adaptent leurs doses d'insuline rapide ou ultrarapide en fonction de leurs glycémies mesurées avant les repas et du contenu en hydrates de carbone (voir même de protéines) de leurs repas. Dans ces conditions, les collations intermédiaires ne sont plus indispensables entre les repas principaux et l'heure de ces derniers peut varier. Le prix de cette plus grande liberté est la pratique de 4, voire 5 ou 6 injections d'insuline par jour ; de même, ces patients doivent analyser leur glycémie plusieurs fois par jour (4-6 fois). Cet autocontrôle glycémique comprend non seulement des glycémies pré-prandiales (juste avant un repas), mais également deux heures après le *début* (et non la fin) d'un repas. La parfaite maîtrise de l'ascension glycémique liée aux repas est de plus en plus reconnue comme très importante pour la prévention des complications diabétiques et cardio-vasculaires (voir chapitre 7).

> Donc : **pour le diabétique insulinodépendant pratiquant une insulinothérapie «fonctionnelle» le traitement comporte :**
> - une alimentation moins stéréotypée
> - des collations facultatives
> - une adaptation des doses d'insuline rapide/ultrarapide à la quantité de glucides ingérés
> - un autocontrôle glycémique pluri-quotidien

3.4 LA PLANIFICATION ALIMENTAIRE DU DIABÉTIQUE NON TRAITÉ À L'INSULINE

Le régime est bien souvent le principal traitement proposé à ce patient. Il faut donc insister sur l'importance de la planification alimentaire.

La plupart des diabétiques traités par le régime seul ou associé à des médicaments antidiabétiques oraux sont obèses (voir définition page 24), ou présentent un excès pondéral important.

Dans la quasi-totalité des cas, l'obésité résulte d'un apport alimentaire excessif ou déséquilibré par rapport aux besoins et aux dépenses d'énergie d'un individu donné. Très souvent, les obèses ne sont pas vraiment conscients de leurs excès alimentaires.

Interviennent également : des facteurs génétiques, une sous-estimation de ce qui est consommé, un goût particulier pour les aliments gras.

L'excès de poids étant un facteur favorisant l'apparition du diabète et sa persistance, *la perte de poids* est donc le traitement le plus efficace.

Par conséquent, le médecin, avec l'aide de la diététicienne, prescrira à ce diabétique un régime amaigrissant.

En outre, l'exercice physique, qui augmente la consommation d'énergie, lui sera vivement recommandé, comme d'ailleurs à tout diabétique.

Un *régime amaigrissant* implique une restriction calorique générale, insistant surtout sur les aliments contenant des produits riches en énergie : les graisses (9 Kcal/g) et l'alcool (7 Kcal/g). Celui qui veut maigrir doit donc apprendre à manipuler son alimentation, à ruser avec les tentations et à choisir ses aliments parmi ceux offrant un faible apport énergétique sous un grand volume, ce qui favorise la sensation de satiété. L'exemple suivant illustre bien ce phénomène : il y a autant de calories (570) dans 100 g de cacahuètes salées (avalées en quelques minutes) que dans 3,5 kg de concombre (nécessitant plusieurs heures de mastication) !

De plus, il faut beaucoup de persévérance car la perte de poids ne s'installe pas du jour au lendemain. Par exemple, la perte de 1 kg de graisse (env. 7'000 Kcal) représente environ 25 heures de marche à bon pas ou encore 15 heures de bicyclette et ceci sans ravitaillement bien entendu !

La réussite d'un régime amaigrissant réside dans la *volonté* et la *conviction* de suivre le programme alimentaire.

L'introduction des collations permet de supprimer la sensation de faim pouvant apparaître entre les repas et de diminuer la quantité d'aliments aux repas principaux.

Enfin, il faut définir, avec son médecin, des objectifs pondéraux réalistes : on a maintenant la preuve qu'une perte de poids même modeste (5 à 10% du poids actuel du patient) suffit très souvent à améliorer considérablement l'équilibre diabétique et les nombreux facteurs de risques cardio-vasculaires.

Certains médicaments susceptibles d'aider à la perte de poids sont également disponibles : orlistat (Xenical ®) et sibutramine (Reductil ®).

> Donc : **pour le diabétique non traité à l'insuline, le régime doit être**
> - **limité en calories** (surtout en lipides) si le poids est excessif
> - **normocalorique** si le poids est normal
> - **fractionné** dans les deux cas **en plusieurs repas et collations**

3.5 LES GRAISSES ET L'ALCOOL

Une des causes principales de **morbidité*** et de mortalité chez les diabétiques est l'**athérosclérose***. Cette affection, qui se caractérise par une obstruction progressive des artères, entraîne : infarctus du myocarde, lésions gangreneuses des extrémités ou attaque cérébrale (**hémiplégie***).

L'athérosclérose est liée à la présence de taux *élevés de graisses* dans le sang (principalement le **cholestérol*** et les **triglycérides***), conjointement à d'autres facteurs (obésité, **hypertension artérielle***, tabac, hérédité, sédentarité, infections (?), etc.).

S'il existe un taux élevé de graisses dans le sang, les aliments riches en lipides saturés devraient être limités et remplacés par des produits contenant surtout des lipides mono- et polyinsaturés. Sur le plan pratique, cela revient à conseiller aux diabétiques de limiter la consommation de beurre, de graisses et d'huiles de cuisson, de charcuterie, fromage, viande grasse, etc. En d'autres termes, il conviendrait aux diabétiques de manger des viandes maigres à la place des viandes grasses, de boire du lait écrémé à la place du lait entier et de limiter fortement les saucisses, les charcuteries, les fritures, les fromages gras, etc.

L'alcool est un aliment riche en calories (7 Kcal/g), sa consommation ne facilite pas la perte de poids, bien au contraire ; il n'est pas interdit dans les régimes diabétiques, *mais doit être fortement limité* ; par exemple : un verre (1 dl) de vin par repas.

Outre ses effets toxiques bien connus, l'alcool ingéré en quantité importante est dangereux car il peut entraîner des hypoglycémies graves chez les diabétiques traités à l'insuline ou par certains médicaments pris par la bouche ; du fait de son contenu énergétique important, il favorise l'obésité.

> Donc : **dans l'alimentation du diabétique, il faut**
> - **choisir des aliments pauvres en graisses**
> - **limiter la quantité de graisses dans la préparation des mets**
> - **remplacer si possible les graisses saturées (d'origine animale) par des graisses mono- ou polyinsaturées (d'origine végétale)**
> - **limiter la consommation d'alcool**

PLAN ALIMENTAIRE A 1600 KCAL ET 190 G D'HYDRATES DE CARBONE

PETIT DEJEUNER
1,5 Equivalent farineux : *3 tranches fines de pain complet (90 g)* **ou** *de pain mi-blanc (75 g)*
2 cuillères à café rases de beurre (10 g)
2 cuillères à café de confiture light (25 g)
Café sans sucre : *à volonté*
1 Equivalent lait : *2 dl de lait partiellement écrémé*

COLLATION DE 10 HEURES
1 Equivalent fruit : *3 moitiés de kiwi ou 1 orange ou 1 pomme moyenne (150 g) ...*

REPAS DE MIDI
1 portion de viande maigre ou de poisson ou 2 oeufs : 100 g
1 Equivalent farineux : *1 tasse de pâtes cuites* **ou** *3/4 de tasse de riz cuit ou de polenta cuite* **ou** *150 g de pommes de terre (= 2 moyennes)* **ou** *170 g de purée de pommes de terre (= 4 c. à soupe)* **ou** *2 tranches fines de pain complet (60 g) ...*
Légumes cuits et / ou salade : 1 grande portion à volonté
2 cuillères à café d'huile : pour la cuisson + sauce à salade
1 Equivalent fruit : *1 pomme moyenne (150 g)* **ou** *200 g de fraises ou 1,5 dl de jus de fruits*

COLLATION DE 15 HEURES
1 Equivalent fruit : *1 poire moyenne (150g)* **ou** *1 orange*

REPAS DU SOIR
1 portion de fromage maigre (80 g) **ou** 2 tranches de jambon maigre **ou** 2 oeufs **ou** 1 portion de viande séchée (60 g) **ou** 1 petite boîte de thon au naturel (80 g) **ou** 100 g de jambon de dinde **ou** de poitrine de poulet fumée
1 Equivalent farineux : *2 fines tranches de pain complet (60 g)* **ou** *de pain mi-blanc (50 g)* **ou** *1 tasse de pâtes cuites* **ou** *3/4 de tasse de riz cuit* **ou** *150 g de pommes de terre (= 2 moyennes) ...*
Salade et / ou légumes ou potage de légumes : 1 grande portion à volonté
2 cuillères à café d'huile : pour la cuisson + sauce à salade
1 Equivalent fruit ou lait : *100 g de raisins ou 4 abricots...* **ou** *1 flan light (125 g)*

COLLATION DE 22 HEURES
1 Equivalent lait : *1 yogourt light (180g)* **ou** *1 pomme...*

3.6 LES FIBRES ALIMENTAIRES

Il s'agit de produits composés d'hydrates de carbone non absorbés dans le tube digestif humain et qui, de ce fait, n'ont aucune valeur calorique ou nutritionnelle. Pour le diabétique, l'intérêt des fibres alimentaires est double : d'une part, leur consommation facilite le transit intestinal et combat la constipation en jouant un rôle de « ballast » ; d'autre part, elles ont tendance à diminuer l'ascension glycémique après les repas. C'est ainsi que, si l'on compare la glycémie après un apport identique en hydrates de carbone, elle sera légèrement plus basse avec la ration dans laquelle des fibres alimentaires auront été introduites. Les fibres alimentaires se rencontrent dans les céréales complètes (pains complets, pâtes et riz complets), les légumineuses (lentilles, pois chiches...), les légumes (choux, etc) et les fruits. En utilisant préférentiellement des aliments riches en fibres, le diabétique peut non seulement suivre son programme alimentaire à l'aide du système des équivalents, mais encore il favorisera son transit intestinal et sa glycémie !

Table V

Teneur en fibres alimentaires de certains aliments (pour 100 grammes).

Aliments	Contenu en fibres (g)
Légumes	
Asperges	1,7
Brocoli	4,1
Carottes	3,7
Choux	2,8
Choux-fleur	1,8
Choux de Bruxelles	2,9
Tomates	1,4
Fruits	
Abricots	1,7
Bananes	1,8
Oranges	2,1
Pêches	1,3
Poires	2,4
Pommes	3,4
Raisins	0,8
Pains, céréales et farineux	
Corn flakes	11,0
Flocons d'avoine	9,0
Haricots blancs	4,8
Lentilles	10,0
Nouilles	3,0
Pain blanc	2,9
Pain complet	9,5
Pommes de terre	3,5
Pop corn	15,5
Riz blanc	2,1
Riz complet	5,5
Son	33,1
Spaghetti	3,6

Il existe, sur le marché, une préparation à base de fibres végétales obtenues à partir de fèves de guar.

Ce produit, le Leiguar®, pris en quantités adéquates, ralentit le passage des hydrates de carbone alimentaires dans le sang et améliore de ce fait la glycémie.

Il peut être utilisé par tous les diabétiques.

3.7 LES ALIMENTS DITS « POUR DIABÉTIQUES »

Ils doivent être considérés de façon critique. En effet, la consommation de produits dits « pour diabétiques » n'est pas une panacée. Il ne s'agit pas de « produits miracles » qui font perdre du poids ou aident à contrôler le diabète sans effort. Il s'agit souvent d'un leurre car l'on a simplement remplacé le sucre par d'autres glucides tout aussi énergétiques (4 Kcal/g) ou même par des graisses, ce qui a pour effet d'augmenter la valeur calorique des aliments (par exemple les biscuits ou les chocolats « pour diabétiques »)!

Une lecture attentive de la composition d'un aliment s'impose donc avant de choisir. Pour ce faire, il est nécessaire de connaître les différentes terminologies utilisées sur le marché actuel.

L'industrie a, dès le siècle dernier, développé des *succédanés* du sucre (**édulcorants***), c'est-à-dire des produits donnant un goût sucré sans pour autant modifier la glycémie. Ces substances sont utilisées dans les aliments dits « pour diabétiques ». Il est nécessaire de distinguer cependant deux catégories de succédanés du sucre, l'une sans valeur nutritive (0 Kcal/g), à utiliser de préférence et l'autre avec valeur nutritive (en général 4 Kcal/g), dont l'utilisation par le diabétique est sujette à caution.

La table ci-après résume la situation.

Table VI

Succédanés du sucre

	Valeur calorique	Pouvoir sucrant par rapport au sucre de table	Appellation commerciale
Sans valeur nutritive			
Acesulfam k	aucune	150-200 x	Hermesetas Gold
Aspartame	faible	200 x	Assugrin Gold
			Canderel
			Hermesetas Gold
			Sucra mid
			Zucritam
Cyclamate	aucune	300 x	Assugrin poudre/liquide
			Assugrin Classic cub
			Sucafre
			Zucrinet
			Zucrino
Saccharine	aucune	300 x	Hermesetas
			M-Saccharine
			Sweetomat

Avec valeur nutritive			
Fructose	4 Kcal/g	1,8 x	Morga « sucre de fruits »
Sorbitol	4 Kcal/g	0,5 x	Sorbit, Sionon
Xylitol, Mannitol	4 Kcal/g	1 x	Xylit

Cette table appelle quelques commentaires.

L'*acesulfam* est un produit sans valeur calorique souvent employé dans la confection de bonbons.

En ce qui concerne l'**aspartame**, il s'agit d'une protéine à valeur calorique de 4 Kcal/g, mais vu son grand pouvoir sucrant, il n'est utilisé qu'en très faibles quantités et, pour ces raisons, est parfaitement utilisable par les diabétiques.

La **saccharine** et le **cyclamate**, consommés modérément, sont tout à fait inoffensifs pour la santé. Nous déconseillons cependant l'usage du cyclamate durant la grossesse.

Le **fructose** est un sucre naturel rencontré dans les fruits et le miel. On le rencontre également à raison de 50% dans le sucre de table (le saccharose, qui comprend à parts égales du fructose et du glucose). Son emploi chez le diabétique peut se justifier par une absorption digestive plus lente et une moindre élévation de la glycémie. Cependant l'utilisation du fructose par l'organisme nécessite de l'insuline sous peine de voir augmenter la glycémie. Comme le contenu calorique est identique à celui du sucre ordinaire, il y a lieu d'en tenir compte dans l'établissement d'un programme alimentaire. Il en va de même du décompte quotidien des hydrates de carbone.

Le **sorbitol** est un dérivé industriel du sucre, également présent en faible quantité dans les fruits et dont l'absorption digestive est lente. Il est transformé par le foie en fructose, dont l'utilisation par les cellules demande de l'insuline. Peu sucrant (la moitié du sucre de table), il doit souvent être pris en assez grande quantité pour obtenir l'effet recherché, ce qui déclenche des diarrhées. Son intérêt est donc limité, son apport calorique, ainsi qu'en hydrates de carbone, doit être comptabilisé.

Le **xylitol** (mannitol) est un dérivé industriel du xylose, également présent dans les fruits et les champignons. L'absorption digestive est lente. Au niveau du foie, il est transformé en fructose. Les mêmes remarques faites pour le sorbitol sont également valables : diarrhées si pris en grande quantité ; prise en compte de la charge calorique et glucidique dans le régime.

En conclusion, on retiendra que les produits dits « pour diabétiques », préparés à base de fructose, mannitol, sorbitol et xylitol, sont sans intérêt évident pour le diabétique. En revanche, l'utilisation en quantité modérée de cyclamate, saccharine, aspartame ou acésulfam est possible et ceci essentiellement dans les boissons, desserts et confitures.

L'alimentation du diabétique est pour l'essentiel celle de tout un chacun ! Il n'y a que peu de raisons d'utiliser des aliments « spéciaux ».

3.8 MANGER AU RESTAURANT OU CHEZ DES AMIS

Un diabétique peut pleinement profiter des invitations au restaurant ou chez des amis. Il doit cependant bien connaître son programme alimentaire et être **capable d'estimer les quantités d'hydrates de carbone**. Dans le but d'apprendre à évaluer correctement les rations et d'éviter les erreurs, il est de son intérêt de mesurer régulièrement les aliments.

Pour le diabétique traité par le régime, associé ou non à des médicaments oraux, le plus grand danger réside, outre la sous-estimation de l'apport en hydrates de carbone, dans la mauvaise appréciation des quantités et du contenu en graisses des mets, principalement les sauces.

Le diabétique traité à l'insuline de façon « classique » se trouve confronté au problème de l'horaire à respecter : « chaque jour, à la même heure, la même quantité de glucides » et qui n'est pas obligatoirement celui de ses hôtes ou du restaurant. Si le repas est servi en retard et qu'une hypoglycémie menace, il est nécessaire de prendre une collation « d'attente ».

Le diabétique pratiquant une insulinothérapie dite « fonctionnelle », sera en principe parfaitement à l'aise pour gérer ce genre de situation : il est à même d'adapter son insuline à sa glycémie du moment et à la ration alimentaire qui va lui être proposée.

> **Remarque :** une alimentation saine et équilibrée, fait l'objet de recommandations nutritionnelles (pyramide alimentaire) que l'on trouvera en annexe.

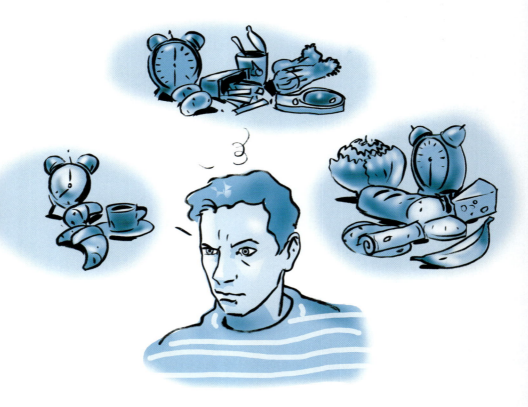

Fig. 11: Penser à prendre **chaque jour, à la même heure et au même repas, la même quantité de glucides**, *est une contrainte mineure, qui devient vite une habitude.*

3.9 RÉSUMÉ POUR LE LECTEUR PRESSÉ

Le traitement du DIABÈTE repose sur :
1. une bonne connaissance de son diabète et des principes de traitement
2. la planification alimentaire
3. les comprimés antidiabétiques ou l'insuline, pris régulièrement
4. l'activité physique régulière
5. l'autosurveillance régulière

Le DIABÉTIQUE ÉDUQUÉ
est moins souvent hospitalisé, a moins de complications, vit mieux et plus longtemps.

La PLANIFICATION ALIMENTAIRE
repose sur l'emploi du système des équivalents glucidiques.
Il y a 3 équivalents :
- l'équivalent farineux (25 g de sucre)
- l'équivalent fruit (15 g de sucre)
- l'équivalent lait (10 g de sucre)

REGLES FONDAMENTALES

Pour le diabète traité à l'insuline de façon « classique » :
- « Chaque jour, à la même heure et au même repas, la même quantité de glucides ».
- Mesurer les rations de glucides.
- Trois repas principaux et deux à trois collations intermédiaires.

Pour le diabète traité à l'insuline de façon « fonctionnelle » :
- Glycémie avant chaque repas et, de plus en plus souhaitée, 2 heures après le début des repas.
- Doses d'insuline adaptées à l'apport alimentaire et à la glycémie.
- Collations facultatives.

Pour le diabète non traité à l'insuline :
- Diminuer l'apport calorique global, rééquilibrer l'alimentation.
- Fractionner le régime en plusieurs repas et collations.

Pour tous les diabétiques :
- Limiter la consommation d'alcool.
- Limiter les graisses, surtout les graisses saturées (origine animale).
- Consommer des aliments riches en fibres.

Si l'on décide d'utiliser des aliments dits « pour diabétiques », choisir de préférence ceux contenant du cyclamate, de la saccharine ou de l'aspartame.

3.10 TESTEZ VOS CONNAISSANCES

1. Mme Dupond est diabétique, son programme alimentaire prévoit un équivalent farineux au repas de midi. Pour respecter son programme, quels aliments peut-elle consommer ? (deux réponses exactes)
   a) une tasse (2 dl) de pâtes cuites
   b) 100 g de pain
   c) 50 g de pain
   d) 60 g de Gruyère
   e) 200 g d'asperges

2. Identifiez correctement le contenu en sucre de chacun des équivalents :
   (3 réponses exactes)
   a) Farineux   = 15 g de sucre
   b) Farineux   = 25 g de sucre
   c) Fruit   = 10 g de sucre
   d) Fruit   = 15 g de sucre
   e) Lait   = 10 g de sucre
   f) Lait   = 25 g de sucre

3. Si vous ne voulez pas prendre de *salade verte* au repas, vous pouvez prendre en lieu et place : (deux réponses exactes)
   a) 200 g de brocolis
   b) rien du tout
   c) 120 g de pommes de terre
   d) une tranche de jambon

4. Un équivalent *farineux* peut être remplacé par : (une réponse exacte)
   a) une ration de viande
   b) un équivalent fruit
   c) un autre équivalent farineux
   d) 30 g de frites
   e) 25 g de biscottes

5. Vous pouvez remplacer dans votre régime un yaourt nature de 180 g par :
   (3 réponses exactes)
   a) 2 dl de lait écrémé
   b) 2 dl de lait normal
   c) 40 g de fromage
   d) une tranche de jambon
   e) un équivalent lait
   f) 1 dl de lait condensé

6. Un diabétique peut manger une *fondue à condition* de : (une bonne réponse)
    a) respecter son programme alimentaire en mangeant les équivalents prévus à chaque repas
    b) boire de la limonade avec la fondue
    c) convertir tous les hydrates de carbone de son repas en équivalents farineux et les prendre sous forme de pain
    d) utiliser du fromage sans sucre pour sa fondue
    e) il ne peut pas manger du tout de fondue

7. Votre programme alimentaire du soir prévoit 1,5 équivalents farineux, 1 équivalent fruit et 1 équivalent lait. Vous désirez manger une fondue avec vos amis. Quelle quantité de pain pouvez-vous manger ? (une réponse exacte)
    a) 125 grammes
    b) 50 grammes
    c) 200 grammes
    d) 150 grammes

8. Parmi les exemples d'aliments dits « pour diabétiques » dont la composition est donnée ci-après, choisissez ceux qui sont conseillés : (2 réponses exactes)
    a) yaourt aux cerises pour diabétiques
    pour 100 g
    Matières grasses . . . . 0,3 g
    Hydrates de carbone . . . . 6,6 g
    Protéines . . . . 4,3 g
    Sels minéraux . . . . 0,7 g
    Cyclamate . . . . 0,06 g

    b) compote de pêches
    pour 100 g
    Protéines . . . . 0 g
    Graisses . . . . 0 g
    Hydrates de carbone . . . . 5 g
    Cyclamate . . . . 0,06 g

    c) truffes sans sucre
    pour 100 g
    Protéines . . . . 7,6 g
    Graisses . . . . 36,1 g
    Hydrates de carbone . . . . 10,5 g
    Sorbite/Sorbitol . . . . 21 g
    Mannite/Mannitol . . . . 10 g
    Eau . . . . 7,2 g
    Cyclamate . . . . 0,05 g

d) chocolat pour diabétiques
   pour 100 g
   Protéines   14,0 %
   Matières grasses   37,7 %
   D-Sorbite/Sorbitol   23,4 %
   Hydrates de carbone   20 %
   Eau   2,5 %
   Saccharine   0,03 %

e) biscuits pour diabétiques
   pour 100 g
   Protéines   9,1 g
   Matières grasses   28,7 g
   D-Sorbite   24,3 g
   Hydrates de carbone   28,4 g
   Saccharine   0,015 g
   Eau   2,03 g

Réponses :
1 : a, c
2 : b, d, e
3 : a, b
4 : c
5 : a, b, e
6 : c
7 : a
8 : a, b

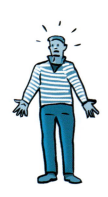

4. Les traitements médicamenteux

4.1 GÉNÉRALITÉS

Un programme alimentaire *personnalisé* reste la base du traitement du diabète. Cependant, le régime peut ne pas suffire à maintenir les glycémies dans les normes. C'est le cas d'emblée pour le diabétique de type 1 (juvénile, insulinodépendant) où le recours à l'insuline est indispensable. Cela est aussi le cas pour le diabétique de type 2 (non insulinodépendant), pour lequel l'équilibre glycémique peut être amélioré en faisant appel à des médicaments hypoglycémiants (c'est à dire qui font baisser la glycémie) pris par la bouche, voire, en cas d'échec de ces derniers, à l'insuline.

Schéma des traitements possibles du diabète

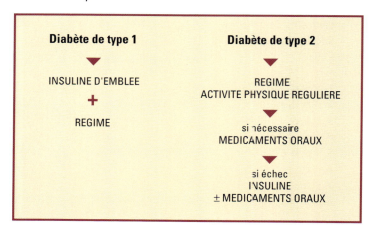

Dans les pages qui suivent, l'emploi des différents traitements médicamenteux, ainsi que celui de l'insuline, vont être abordés.

4.2 LES COMPRIMÉS ANTIDIABÉTIQUES

Lorsque le programme alimentaire ne suffit pas à équilibrer le diabète d'un sujet non insulinodépendant, il faut avoir recours à des médicaments abaissant la glycémie.

Ces médicaments *ne sont pas de l'insuline*. En effet, l'insuline administrée par voie orale est inefficace car elle est détruite dans le tube digestif.

Mode d'action des comprimés antidiabétiques :

Comme nous l'avons laissé entendre, le diabète de type 2 est l'expression d'une résistance à l'action de l'insuline, accompagnée d'une déficience d'insulinosécrétion pancréatique (pancréas *paresseux* ou *surmené*).

A partir de ce concept simplifié, on peut imaginer deux types différents de médicaments : ceux qui stimuleraient un pancréas paresseux ou surmené (les sulfonylurées, les glinides) et ceux qui aideraient à vaincre la résistance à l'insuline (les biguanides, les glitazones). De plus, il conviendrait de rajouter une 3e classe de médicaments : ceux qui ralentissent l'absorption des sucres alimentaires (les inhibiteurs des alpha-glucosidases et, dans une moindre mesure, les fibres alimentaires).

Dans le premier cas, les médicaments stimulent le pancréas à fabriquer davantage d'insuline ; dans le second cas, les médicaments facilitent l'action de l'insuline ; dans le troisième cas, on réalise une sorte de régime « déguisé ».

4.2.1 Médicaments stimulant le pancréas : sulfonylurées (sulfamidés hypoglycémiants) et glinides

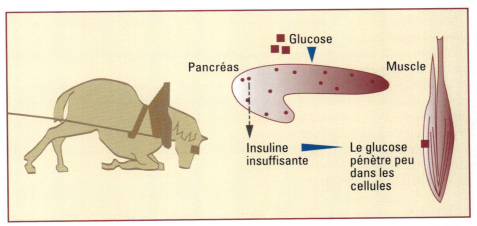

Fig. 12A: Le pancréas, épuisé, produit et libère peu d'insuline ; le glucose pénètre donc mal dans les cellules. Le pancréas est comme un cheval fatigué qui ne peut tirer sa charge.

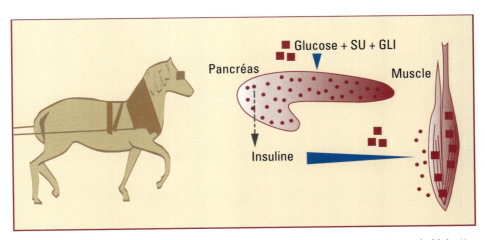

Fig. 12B: Sous l'action des sulfonylurées (SU) et des glinides (GLI), la production et la libération d'insuline par le pancréas sont **stimulées**. Le glucose peut alors mieux diffuser à l'intérieur des cellules. Ces substances ont agi comme un « coup de fouet » sur le pancréas. C'est le cheval qui a repris vigueur !

Il existe de nombreux produits sur le marché (voir table ci-dessous). Tous agissent de façon identique : ils stimulent le pancréas *encore fonctionnel* à fabriquer et libérer l'insuline nécessaire en réponse à un repas contenant des hydrates de carbone. Ils représentent ainsi le « coup de fouet » à une glande paresseuse (le pancréas).

Les glinides ont un effet stimulant très précoce et de courte durée sur la sécrétion d'insuline, leur action est donc fort proche de la physiologie. Ils doivent donc être absolument pris au début des repas. Pour leur part, les sulfonylurées « classiques » stimulent progressivement et de façon prolongée la sécrétion d'insuline, ce qui est moins physiologique.

Ces médicaments sont indiqués surtout chez les diabétiques de type 2, de poids normal ou maigre. Ils perdent souvent leur efficacité dans les cas de diabète ayant duré plus de 10 ans.

Leur utilisation chez le diabétique obèse peut encore aggraver l'obésité si le régime alimentaire est excessif.

Ils sont inefficaces dans le diabète insulinodépendant (type 1), qui présente une production d'insuline très déficiente, voire absente.

Certains médicaments, notamment les dérivés de l'aspirine, les sulfamidés, certains antirhumatismaux, les anticoagulants, peuvent *augmenter* l'effet hypoglycémiant des sulfonylurées et des glinides, alors que d'autres, au contraire, peuvent le *diminuer* : cortisone, diurétiques, pilules contraceptives...

En règle générale, on consultera donc son médecin avant d'associer un autre médicament aux sulfonylurées et aux glinides.

Les effets indésirables sont rares.

Les sulfonylurées et les glinides, comme l'insuline, peuvent être responsables *d'hypoglycémies*, notamment en cas de surdosage, d'oubli de repas ou de collation, d'activité physique excessive ou de prise d'alcool. Tout diabétique traité par ces médicaments doit *avoir en permanence sur lui* au moins 4 morceaux de sucre pour traiter une éventuelle hypoglycémie.

Table VII

Liste des sulfonylurées et glinides du marché suisse[1)]

SULFONYLURÉES

Nom chimique	Nom de fabrique
Glibenclamide	Daonil, Semi-Daonil, Euglucon, Semi-Euglucon, Gli-basan, Gli-basan semi, Glibenclamide-Cophar, Glibesifar, Melix
Glibornuride	Gluborid, Glutril
Gliclazide	Diamicron, Diamicron MR
Glimepiride	Amaryl
Glipizide	Glibénèse

[1)] Les produits du marché français sont donnés en annexe

GLINIDES

Nom chimique	Nom de fabrique
Nateglinide	Starlix
Repaglinide	NovoNorm

4.2.2 Médicaments combattant la résistance à l'insuline : biguanides et glitazones

a) les biguanides :

Il n'y en a que deux sur le marché (voir table ci-dessous). Ces médicaments diminuent la production de sucre par le foie à partir d'éléments de base non sucrés (les protéines par exemple) ; de plus, ils facilitent l'entrée et l'utilisation du glucose dans les cellules musculaires et agissent en partie au niveau de l'intestin, en ralentissant et bloquant partiellement le passage des hydrates de carbone alimentaires vers la circulation sanguine.

Ces différents modes d'action impliquent la présence d'insuline. Ces médicaments sont donc inutiles chez des patients incapables de produire de l'insuline (diabète de type 1).

Toutefois, ils sont parfois utilisés en association avec l'insuline, chez des diabétiques obèses ou en excès pondéral, qui ne répondent plus aux seuls médicaments oraux et nécessitent de l'insuline. Les biguanides permettent alors d'éviter de trop grandes doses d'insuline.

Les effets indésirables sont surtout digestifs, principalement en début de traitement : nausées, diarrhées, flatulences, lourdeur d'estomac et manque d'appétit. Ils sont la conséquence de la fermentation, dans le tube digestif, des sucres non absorbés. L'effet négatif sur l'appétit peut être d'ailleurs souhaitable chez le sujet qui doit perdre du poids !

Contrairement aux sulfonylurées et aux glinides, ces médicaments n'entraînent pas de réactions hypoglycémiques ou de prise de poids.

L'indication principale est le diabète de l'adulte obèse ou de poids excessif, non insulinodépendant, chez qui le régime n'amène pas une « normalisation » des glycémies.

Ces médicaments sont contre-indiqués chez les patients présentant une maladie du foie, des reins ou une grave insuffisance cardiaque. Leur emploi pourrait entraîner une **acidose lactique*** situation médicale souvent fatale.

Table VIII
Liste des biguanides du marché suisse [1]

Nom chimique	Nom de fabrique
Buformine	Silubin
Metformine	Glucophage, Metfin

---

[1] Les produits du marché français sont donnés en annexe

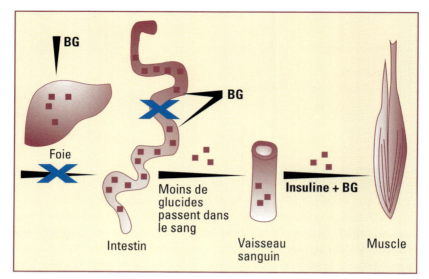

Fig. 13 : Mécanisme d'action des biguanides (BG) : ils agissent en freinant la libération de sucre par le foie, en améliorant l'assimilation des glucides par le muscle et, accessoirement, en diminuant le passage des glucides à travers la paroi intestinale.

b) les glitazones :

Il n'y en a que deux sur le marché (voir table ci-dessous). Ces médicaments diminuent la résistance à l'insuline en facilitant l'entrée du sucre dans les muscles et le tissu gras. Au niveau du foie, ils diminuent la production de glucose, l'effet final étant un abaissement de la glycémie. Ces médicaments ont besoin d'insuline pour agir. En fait, ce sont des stimulants de l'effet de l'insuline : un peu comme un « turbo » pour un moteur normal !

Ces médicaments ne provoquent pas d'hypoglycémie, mais contrairement aux biguanides, peuvent entraîner une prise de poids. Les glitazones sont contre-indiquées chez les patients présentant des maladies du foie, car elles peuvent entraîner des défaillances graves de cet organe.

Table IX

Liste des glitazones du marché suisse[1]

Nom chimique	Nom de fabrique
Pioglitazone	Actos
Rosiglitazone	Avandia

[1] Les produits du marché français sont donnés en annexe

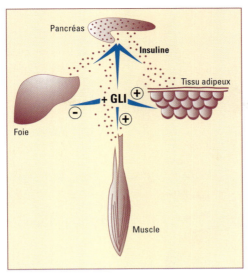

Fig. 14: Sous l'effet des glitazones (GLI) l'action de l'insuline est amplifiée.
+ : effet stimulant   − : effet inhibiteur

4.2.3 Les inhibiteurs des alpha-glucosidases (= régime déguisé)

Il y en a deux sur le marché (voir table ci-dessous). Leur action se situe au niveau de l'intestin où ils ralentissent la dégradation des hydrates de carbone en sucres simples; ce faisant, ils en diminuent l'absorption. C'est ainsi que les hydrates de carbone de l'alimentation sont «perdus» dans l'intestin, et ceci se manifeste fréquemment par des troubles digestifs liés à leur fermentation. La prise de ces médicaments, concomitante aux aliments, entraîne un abaissement de la glycémie après les repas. De cette façon, la glycémie moyenne s'abaisse également.

Les effets secondaires sont essentiellement digestifs (flatulences, douleurs abdominales, diarrhées). Ces effets peuvent être minimisés en commençant le traitement à de très petites doses, que l'on augmente en fonction de la tolérance.

Attention! en cas d'hypoglycémie, il ne faudra absorber que du *sucre de raisin* **(glucose pur) pour corriger cette situation.**

Table X

Liste des inhibiteurs des alpha-glucosidases du marché suisse[1]

Nom chimique	Nom de fabrique
Acarbose	Glucobay
Miglitol	Diastabol

[1] Les produits du marché français sont donnés en annexe

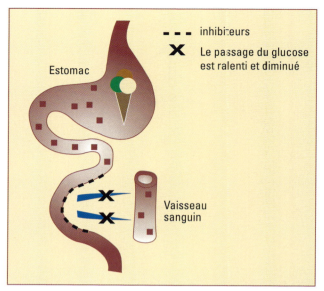

Fig. 15 : Les inhibiteurs des alpha-glucosidases réduisent fortement le passage de glucose des aliments vers la circulation sanguine.

4.3 LES FIBRES ALIMENTAIRES (= régime déguisé)

Un produit, obtenu à partir de la farine de guar, modifie l'absorption des hydrates de carbone de l'alimentation et améliore, lui aussi, la glycémie après les repas. Les effets secondaires sont essentiellement digestifs, comme dans le cas des inhibiteurs des alpha-glucosidases.

Table XI

Fibres alimentaires du marché suisse

Nom chimique	Nom de fabrique
Farine de guar	Leiguar

4.4 ASSOCIATION DE PLUSIEURS MÉDICAMENTS

Dans certains cas, le diabète reste mal équilibré même avec l'emploi d'une sulfonylurée, d'une glinide, d'un biguanide ou d'une glitazone en thérapie unique. En associant certains médicaments dont le mode d'action est différent, il est possible d'en cumuler les effets hypoglycémiants.

Il existe sur le marché deux produits contenant une sulfonylurée et un biguanide réunis dans le même comprimé. Diabiformine® (chlorpropamide + metformine) et Glucovance® (glibenclamide + metformine).

4.5 ASSOCIATION AGENTS ORAUX - INSULINE

Lorsque l'utilisation d'un ou de plusieurs agents oraux ne permet pas une maîtrise suffisante de la glycémie, il est possible d'introduire un traitement supplémentaire d'insuline.

Le schéma habituellement proposé consiste en une dose d'insuline à action intermédiaire ou lente au coucher, associée le plus souvent aux biguanides, aux glitazones, aux inhibiteurs des alpha-glucosidases ou aux sulfonylurées durant la journée. D'autres schémas sont néanmoins possibles : deux doses d'insuline par jour (type intermédiaire ou lente) associées aux mêmes médicaments oraux, ou bien de l'insuline à action ultra-rapide avant chaque repas, associée aux médicaments oraux.

Remarque : plusieurs études ont démontré l'effet délétère de l'hyperglycémie postprandiale sur les maladies cardio-vasculaires. Certains diabétologues proposent donc d'utiliser, dès le début du diabète de type 2, des insulines ultrarapides pour maîtriser cette situation.

4.6 QUEL MÉDICAMENT POUR QUEL DIABÉTIQUE ?

Chaque cas étant particulier, le diabétique devra en discuter avec son médecin. Néanmoins, certains principes généraux peuvent être émis :
- les diabétiques de type 2 non obèses recevront principalement des sulfonylurées ou des glinides
- les obèses, le plus souvent insulinorésistants, recevront des biguanides ou des glitazones
- ceux dont la glycémie est surtout élevée après les repas, recevront plutôt des inhibiteurs des alpha-glucosidases, des fibres alimentaires ou des glinides

Comme mentionné précédemment, l'association de différents médicaments est toujours possible si l'un d'entre eux, pris seul, est inefficace.

Si tous les médicaments pris par voie orale sont mis en échec, le recours à l'insuline s'imposera.

Ces concepts sont illustrés à la table XII

Table XII
Traitement du diabète de type 2

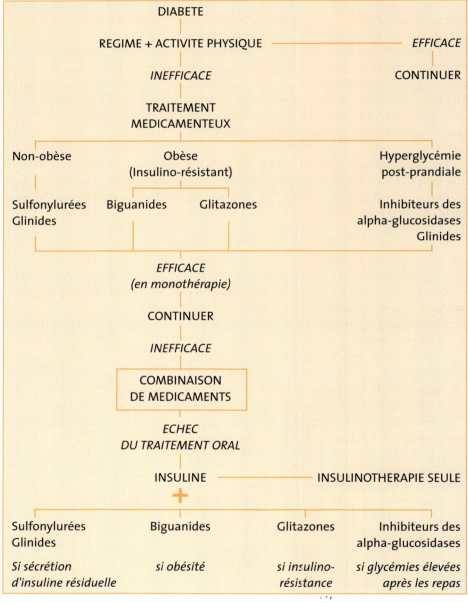

Donc : **les comprimés antidiabétiques**
- ne remplacent pas le régime
- ne sont pas de l'insuline
- s'adressent aux diabétiques de type 2

4.7 QUE FAIRE EN CAS D'OUBLI DES MÉDICAMENTS ?

En règle générale, l'oubli d'un, voire même de tous les comprimés antidiabétiques d'une journée, ne va pas entraîner de décompensation grave du diabète.

Un médicament oublié le matin peut très bien être pris à midi ou le soir. Le traitement habituel sera poursuivi dès le lendemain.

4.8 QUE FAIRE EN CAS DE SURDOSAGE DES MÉDICAMENTS ?

Il peut arriver de se tromper et de prendre deux fois de suite ses médicaments. Que va-t-il se passer ?

Il y a en fait deux situations :

Surdosage de biguanides, de glitazones, d'inhibiteurs des alpha-glucosidases : c'est en général sans danger. Il est possible de ressentir quelques troubles digestifs ce jour-là. Le risque d'hypoglycémie est insignifiant. Il n'y a donc pas lieu de s'inquiéter.

Surdosage de sulfamidés hypoglycémiants ou de glinides : le risque est l'hypoglycémie. On peut s'en prémunir en doublant le contenu glucidique de chaque collation par exemple. Les diabétiques qui pratiquent l'automesure de leur glycémie peuvent suivre l'évolution de sa valeur et prendre des glucides à effet rapide en cas d'hypoglycémie menaçante. Il sera prudent tout de même de prendre l'avis de son médecin.

A noter toutefois que le risque d'hypoglycémie est plus faible avec les glinides, en raison de leur courte durée d'action.

5. LE TRAITEMENT À L'INSULINE

5.1 GÉNÉRALITÉS

Une partie de la population diabétique (10-15%) doit recevoir de l'insuline, cette hormone indispensable à la vie. Pour certains, il s'agit d'une nécessité évidente dès l'apparition du diabète (type 1). Pour d'autres, l'administration d'insuline ne devient nécessaire qu'après des mois ou des années d'épuisement progressif de la production d'insuline par le pancréas (type 2).

L'insuline absorbée par voie buccale étant détruite dans l'estomac et l'intestin, la seule façon de prendre l'insuline est de l'injecter dans le tissu sous-cutané.

Récemment cependant, des essais prometteurs ont débuté avec des aérosols pulmonaires inhalés. A suivre !...

5.2 TYPES D'INSULINE

Il existe en fait cinq types d'insuline :

a) des insulines d'*action ultrarapide*, reconnaissables au fait qu'elles restent transparentes après agitation du flacon,

b) des insulines d'*action rapide*, reconnaissables au fait qu'elles restent également transparentes après agitation du flacon,

c) des insulines d'*action intermédiaire*,

d) des insulines d'*action lente*,

e) des mélanges d'insuline d'action rapide ou ultrarapide et intermédiaire en proportions fixes.

Ces trois dernières insulines sont reconnaissables au fait qu'elles *deviennent troubles* après agitation du flacon. Seule exception, la Lantus® (insuline glargine), qui reste transparente.

L'insuline actuelle est produite par des cultures de levures ou de bactéries, qui, par « manipulation génétique », élaborent de l'insuline dite « humaine ». Dans le passé, l'insuline était extraite de pancréas de porc ou de bœuf. Ces insulines sont peu à peu retirées du marché.

Par des procédés complexes, des insulines « analogues » ont également été produites. C'est le cas de la lispro (Humalog®), de l'insuline aspart (NovoRapid®) et de la glargine (Lantus®). Ces insulines ont des profils d'action différents des insulines originales.

Dans la plupart des pays, l'insuline est à la concentration de 100 unités par ml (U-100). Lors de voyages à l'étranger on peut encore trouver des produits contenant 40 unités par ml. Si vous désirez utiliser une telle insuline, il faudra **absolument** vous procurer également des seringues à insuline calibrées pour 40 unités par ml (U-40).

La liste des insulines du marché suisse est donnée à la table XIII.

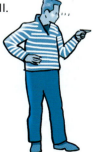

Table XIII
Liste des insulines du marché suisse[1]

Remarque : la durée d'action de toutes les insulines dépend du site et de la profondeur de l'injection, de la vascularisation, de la température corporelle, de l'activité physique du sujet et de la dose injectée. Les valeurs données dans la table XIII sont donc indicatives. L'effet maximum et la durée d'action de certaines insulines intermédiaires sont sensiblement plus courts que ceux indiqués par le fabricant.

Nom	Fabricant	Début de l'effet	Maximum de l'effet	Fin de l'effet	Origine
Insulines ultrarapides					
Humalog	Lilly	15'	1-3 h	2-5 h	Humaine analogue
NovoRapid	Novo-Nordisk	10-20'	1-3 h	3-5 h	Humaine analogue
Insulines rapides					
Actrapid HM	Novo-Nordisk	30'	1-3 h	8 h	Humaine
Actrapid MC suis	Novo-Nordisk	30'	1-3 h	8 h	Porcine
Huminsulin Normal	Lilly	10'	1-3 h	6-8 h	Humaine
Hypurin Porcine Neutral	CP Pharma	30'	1-3 h	8 h	Porcine
Insuman Rapid	Aventis	30'	1-4 h	7-9 h	Humaine
Velosuline HM	Novo-Nordisk	30'	1-3 h	8 h	Humaine
Insulines intermédiaires					
Huminsulin Basal	Lilly	30-45'	3-10 h	17-20 h	Humaine
Hypurin Porcine Isophane	CP Pharma	2 h	6-12 h	18-24 h	Porcine
Insulatard HM	Novo-Nordisk	1 h 30'	4-12 h	24 h	Humaine
Insulatard MC suis	Novo-Nordisk	1 h 30'	4-12 h	24 h	Porcine
Insuman Basal	Aventis	1 h	3-4 h	11-20 h	Humaine
Lente MC	Novo-Nordisk	2 h 30'	7-15 h	24 h	70 % Bovine, 30 % Porcine.
Monotard HM	Novo-Nordisk	2 h 30'	7-15 h	24 h	Humaine
Semi-Lente MC	Novo-Nordisk	1 h 30'	5-10 h	16 h	Porcine
Insulines lentes					
Huminsulin Long	Lilly	2 h 30'	7-15 h	22-24 h	Humaine
Huminsulin Ultralong	Lilly	4-5 h	8-24 h	24-28 h	Humaine
Lantus	Aventis	3-4 h	6-22 h	24-28 h	Humaine analogue
Ultratard HM	Novo-Nordisk	4 h	8-24 h	28 h	Humaine
Mélanges					
Humalog Mix 25	Lilly	15-45'	2h15-3h30	8-24 h	Humaine analogue
Humalog Mix 50	Lilly	15-30'	1h45-2h45	7-16 h	Humaine analogue
Huminsulin Profil III	Lilly	30'	2-8 h	24 h	Humaine

Nom	Fabricant	Début de l'effet	Maximum de l'effet	Fin de l'effet	Origine
Mélanges					
Hypurin Porcine 30/70 Mix	CP Pharma	2 h	4-12 h	24 h	Porcine
Insuman Comb 15	Aventis	30'-1h	2-4 h	11-20 h	Humaine
Insuman Comb 25	Aventis	30'-1h	2-4 h	12-19 h	Humaine
Insuman Comb 50	Aventis	30'-1h	1h30'-4 h	12-16 h	Humaine
Mixtard 10 HM	Novo-Nordisk	30'-1h	2-8 h	24 h	Humaine
Mixtard 20 HM	Novo-Nordisk	30'-1h	2-8 h	24 h	Humaine
Mixtard 30 HM	Novo-Nordisk	30'	2-8 h	24 h	Humaine
Mixtard 30 MC suis	Novo-Nordisk	30'	2-8 h	24 h	Porcine
Mixtard 40 HM	Novo-Nordisk	30'	2-8 h	24 h	Humaine
Mixtard 50 HM	Novo-Nordisk	30'	2-8 h	24 h	Humaine
NovoMix 30	Novo-Nordisk	10-20'	1-4 h	24 h	Humaine analogue

[1] Les insulines du marché français sont données en annexe

5.3 QUELLE INSULINE POUR QUEL DIABÉTIQUE ?

Disons d'emblée qu'il n'y a pas de règle générale. Le but du traitement à l'insuline est de maintenir, autant que faire se peut, la glycémie dans les limites de la norme en toute circonstance. Chaque diabétique étant un cas particulier, c'est par tâtonnement que le médecin arrivera à déterminer la dose optimale de l'insuline adéquate et ceci en tenant compte de l'horaire et de la nature des repas, ainsi que de l'activité physique.

Toutes sortes de schémas sont possibles, allant d'une injection unique d'une insuline intermédiaire le matin ou le soir au coucher, à quatre injections ou plus par jour (trois d'insuline d'action rapide et une ou deux d'insuline d'action lente ou intermédiaire le soir, ou matin et soir).

Si l'on utilise des insulines analogues ultrarapides (et ultracourtes) telles que l'Humalog® ou la NovoRapid®, le programme « basal » devra comporter deux ou parfois trois injections d'insuline retard (intermédiaire).

Quelques possibilités sont données ci-après.

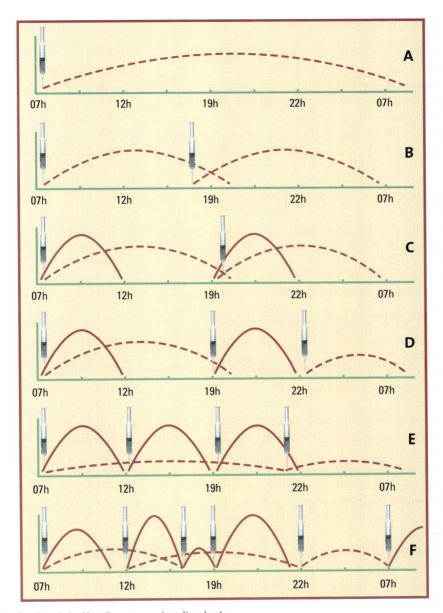

Fig. 16 : **A** : 1 injection/jour :   insuline lente
          B : 2 injections/jour :   insuline intermédiaire
          C : 2 injections/jour :   mélange rapide et intermédiaire matin et soir
          D : 3 injections/jour :   mélange rapide et intermédiaire le matin,
                                           rapide le soir et intermédiaire au coucher
          E : 4 injections/jour :   rapide avant chaque repas, lente/intermédiaire au coucher
          F : 5 à 6 injections/jour : ultrarapide avant chaque repas ou collation, intermédiaire matin
                                           et soir, voire également à midi.

Les programmes E et F appartiennent à l'insulinothérapie dite « fonctionnelle » (ou physiologique).

Conservation de l'insuline:

Le flacon d'insuline en cours d'utilisation peut être conservé à la température de la chambre. La stabilité de l'insuline est alors garantie par le fabricant durant un mois.

Les ampoules de réserve sont placées au réfrigérateur, à distance du compartiment de congélation, car elles ne doivent *pas être congelées*.

L'insuline reste stable à une température comprise entre + 4 et + 30 degrés. Au-dessus de 35 degrés centigrades, sa stabilité diminue, contrairement à l'insuline circulant dans notre corps, qui reste efficace à 37 degrés centigrades, voire davantage (fièvre).

5.4 ADMINISTRATION DE L'INSULINE

L'apprentissage de l'injection d'insuline se fait avec des professionnels. Ils vous permettront de choisir le matériel adapté à votre situation et vous en démontreront son utilisation.

Actuellement, les diabétiques ont à disposition:

- des seringues en matière plastique à *usage unique*
- des stylos munis de *cartouches* d'insuline interchangeables
- des seringues *préremplies* jetables après épuisement de leur contenu
- des *pompes à insuline*

En ce qui concerne les *stylos* et les seringues *préremplies*, il est **indispensable**, avant de les utiliser, de pratiquer des exercices sous supervision d'un professionnel.

Les *pompes à insuline* sont en fait des seringues remplies d'insuline et dont le piston est mû par un moteur mécanique ou électrique; elles délivrent ainsi, de manière constante, de l'insuline à action rapide ou ultrarapide, ceci par voie sous-cutanée, le plus souvent au niveau de l'abdomen, au moyen de petits tuyaux (cathéters) placés de manière appropriée.

Le dispositif permet d'injecter un supplément d'insuline (bolus) avant les repas, selon des modalités pré-établies.

Ces systèmes sont proposés en général aux patients insulinodépendants, présentant des problèmes spéciaux, par exemple durant la grossesse ou en cas de diabète instable.

Les conditions indispensables à l'utilisation d'un tel procédé sont l'éducation parfaite du diabétique, la mesure des glycémies plusieurs fois par jour, afin d'ajuster le traitement dans les meilleurs délais, ainsi qu'une disponibilité 24 h sur 24 d'un spécialiste ou d'une équipe capable de répondre rapidement à des situations d'urgence. Il existe de nombreux modèles de pompes sur le marché (voir chapitre 19).

D'autres modèles peuvent être implantés sous la peau, délivrant de l'insuline dans le péritoine; ils sont pilotés par télécommande. Vu leur prix, ils sont peu utilisés.

Pour les diabétiques utilisant des seringues ou des stylos, les *sites d'injection* de l'insuline sont les suivants :
- partie externe du bras
- abdomen, de part et d'autre de l'ombilic
- partie antérieure de la cuisse, région externe
- fesses

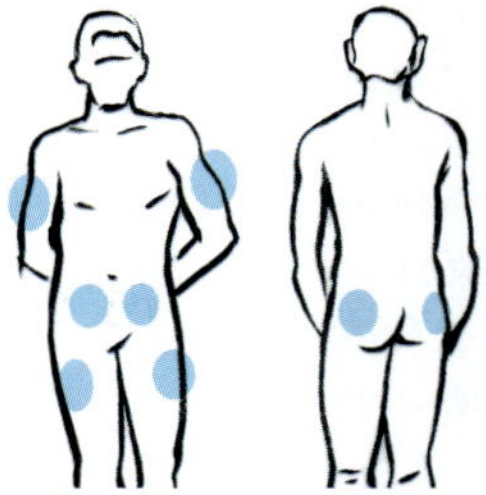

Fig. 17A : *Sites d'injection*

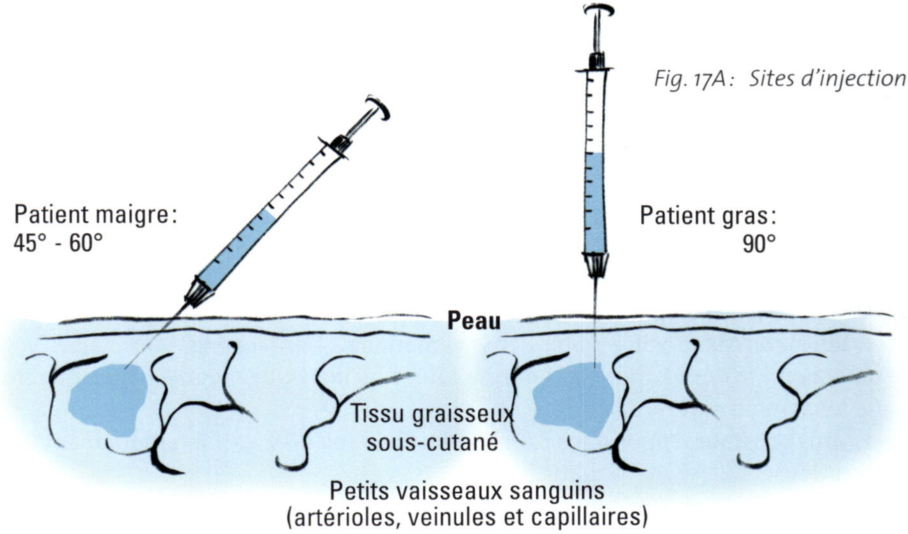

Patient maigre :
45° - 60°

Patient gras :
90°

Peau

Tissu graisseux sous-cutané

Petits vaisseaux sanguins
(artérioles, veinules et capillaires)

Fig. 17B : Suivant l'épaisseur du tissu graisseux, la seringue ou le stylo injecteur sera enfoncé(e) verticalement ou obliquement.

Règles importantes :

Il convient de toujours injecter sous *contrôle de la vue* de façon à pouvoir apprécier correctement ce qu'on fait.

Il est d'usage de changer chaque jour de 2 cm environ le lieu d'injection, dans un site donné, par rapport à celui de la veille. Ceci évitera la formation de **lipodystrophie***.

L'insuline n'est pas absorbée de la même façon suivant l'endroit où elle est injectée. Elle l'est plus rapidement au niveau de l'abdomen, puis par ordre décroissant, les bras, les cuisses et enfin les fesses. Cela signifie que, pour une même dose d'insuline injectée, l'effet hypoglycémiant sera différent selon qu'on aura utilisé l'abdomen ou la cuisse. Un diabétique qui change chaque jour de site d'injection risque, de ce fait, d'augmenter les fluctuations de ses glycémies.

Dans ces conditions, il est préférable d'injecter son insuline dans le *même site, chaque jour à la même heure*, tout en changeant le lieu d'injection à l'intérieur de ce site.

La résistance à l'action de l'insuline étant plus élevée le matin, on peut, dès lors, suggérer de faire l'injection d'insuline du matin et d'avant le repas de midi dans les sites à absorption rapide, soit l'abdomen ou les bras.

Pour les injections d'avant le repas du soir ou du coucher, on peut choisir les sites à absorption lente des cuisses et des fesses de façon à prolonger l'effet nocturne de l'insuline.

Chaque cas étant particulier, il conviendra de documenter, par des mesures répétées de la glycémie, les effets d'une telle pratique.

On se souviendra que l'activité physique peut influencer la résorption et modifier le spectre d'action de l'insuline. En règle générale, l'activité d'un muscle en regard d'un site d'injection active la résorption de l'insuline.

5.5 QUE FAIRE EN CAS D'OUBLI DE L'INJECTION OU DE SURDOSAGE ?

1. Oubli de l'injection

Différentes situations sont possibles. Dans tous les cas, il sera nécessaire de renforcer la surveillance de votre diabète ce jour-là (glycémies et tests d'urine).

a) Une seule injection par jour

1. Vous constatez votre oubli dans la matinée ? Dans ce cas, vous faites votre injection à la dose habituelle. Vous ne courez qu'un risque minime d'hypoglycémie le lendemain matin.

2. Vous constatez l'oubli dans l'après-midi ou le soir ? Il y a schématiquement deux solutions :

- prendre le tiers de votre dose matinale d'insuline intermédiaire ou lente, puis poursuivre le traitement habituel le lendemain ou, si vous en avez à disposition :

- décider de remplacer l'insuline non injectée par des suppléments d'insuline d'action rapide ou ultrarapide (Actrapid®, Humalog®, NovoRapid®, etc.) à raison de 20 % de la dose oubliée, en appliquant les schémas donnés aux pages 114-115.

Dans les deux cas, la mesure répétée de la glycémie est indispensable.

b) Deux injections par jour

1. Vous constatez l'oubli dans la matinée ? Dans ce cas, vous faites votre dose habituelle.

2. Vous constatez l'oubli dans l'après-midi ? Dans ce cas, prenez le tiers de votre dose matinale d'insuline intermédiaire ou lente ou bien, si vous en avez à disposition, prenez de l'insuline d'action rapide ou ultrarapide (Actrapid®, Humalog®, NovoRapid®, etc.) à raison de 20 % de la dose oubliée. Surveillez attentivement vos glycémies et appliquez les schémas donnés aux pages 114-115.
Le soir, faites votre dose habituelle.

3. Vous oubliez l'injection du coucher: votre glycémie le lendemain vous surprendra! Vous devrez la corriger par une petite dose de rapide/ultrarapide ajoutée au programme normal du matin, pour autant que vous en disposiez! Si ce n'est pas le cas, augmentez votre dose d'insuline intermédiaire ou lente de 10-20%.

c) *Plus de 2 injections par jour*

Si l'oubli porte sur l'insuline intermédiaire ou lente, reportez-vous au schéma ci-dessus.

Si l'oubli concerne une dose rapide/ultrarapide avant un repas, vous pouvez très bien faire votre injection juste après le repas. Vous avez un certain risque d'hypoglycémie dans les heures qui suivent, principalement avec l'insuline rapide ordinaire. C'est moins le cas avec les insulines ultrarapides.

Remarque: en cas de fuite d'insuline hors de la peau lors de l'injection, ne pratiquez pas une 2e injection, car il est impossible de connaître avec exactitude la dose perdue! Ce jour-là, contrôlez très attentivement vos tests et, si nécessaire, prenez des suppléments d'insuline d'action rapide/ultrarapide, pour autant que vous en ayez à disposition (voir p. 114-115).

2. Surdosage

Vous avez injecté 2 fois la dose? Mangez des collations de 15 g de glucides toutes les 2 heures en suivant l'évolution de vos glycémies. De cette façon, vous minimiserez le risque d'hypoglycémie.

5.6 RÉSUMÉ POUR LE LECTEUR PRESSÉ

Traitement par les comprimés antidiabétiques

Les médicaments pris par la bouche ne contiennent pas d'insuline.

Il y a cinq types de médicaments à disposition:

a) LES SULFAMIDES HYPOGLYCEMIANTS (sulfonylurées)
Mode d'action: stimulent le pancréas encore fonctionnel à sécréter plus d'insuline, durée d'action prolongée.
Danger: hypoglycémie en cas de surdosage, d'activité physique non programmée ou d'apport alimentaire insuffisant. Nécessité de manger aux moins trois repas par jour.

b) LES GLINIDES
Mode d'action: libèrent rapidement l'insuline stockée dans les cellules bêta des îlots de Langerhans et stimulent accessoirement le pancréas encore fonctionnel à sécréter plus d'insuline. Ces médicaments ne se prennent qu'avec les repas. Durée d'action courte. Une règle simple: un repas, un comprimé, pas de repas, pas de comprimé!

Danger : hypoglycémie en cas de surdosage, d'activité physique non programmée ou d'apport alimentaire insuffisant. Risque moins grand qu'avec les sulfonylurées.

c) LES BIGUANIDES

Mode d'action : inhibent la production de sucre par e foie, favorisent l'action de l'insuline au niveau des muscles et du foie; accessoirement, diminuent l'absorption des glucides alimentaires par le tube digestif.

Danger : contre-indiqués chez les diabétiques ayant une insuffisance rénale, hépatique ou cardiaque (acidose lactique).

Effets secondaires : troubles digestifs transitoires.

d) LES GLITAZONES

Mode d'action : amplifient l'action de l'insuline au niveau du tissu adipeux, du muscle et du foie.

Danger : contre-indiquées chez les diabétiques ayant une maladie du foie

Effets secondaires : risque d'altération du foie (hépatite chimique).

e) INHIBITEURS DES ALPHA-GLUCOSIDASES

Mode d'action : ralentissent l'absorption des glucides alimentaires au niveau du tube digestif

Effets secondaires : troubles digestifs transitoires, flatulences.

Traitement à l'insuline

C'est le traitement obligatoire pour les diabétiques de type 1. C'est aussi le traitement en cas d'échec des autres moyens, pour les diabétiques de type 2.

Origine de l'insuline :

- historiquement pancréas de porc ou de bœuf (de plus en plus rarement utilisés),
- actuellement bactéries ou levures produisant de l'insuline « humaine ».

Types d'insuline :

Il y a cinq types d'insuline :

- INSULINES ULTRARAPIDES : début d'action très rapide, durée d'action très courte (moins de 4 heures)
- INSULINES RAPIDES : début d'action relativement rapide, mais courte durée d'action : 6-8 heures
- INSULINES INTERMÉDIAIRES : début d'action tardif, mais longue durée d'action, en général moins de 24 heures
- INSULINES LENTES : début d'action tardif, très longue durée d'action (24 heures ou davantage)
- MÉLANGES : proportions variables, selon le fabricant, d'insuline rapide/ultra-rapide et intermédiaire.

5.7 TESTEZ VOS CONNAISSANCES

1. **Les diabétiques prenant des sulfonylurées ou des glinides** (2 réponses exactes)

    a) doivent toujours avoir du sucre (au moins 4 morceaux) avec eux pour traiter une éventuelle hypoglycémie
    b) ne courent aucun risque d'hypoglycémie
    c) stimulent leur pancréas à faire plus d'insuline
    d) peuvent faire un effort physique inhabituel sans précautions spéciales.

2. **Les diabétiques prenant uniquement des biguanides, des glitazones ou des inhibiteurs des alpha-glucosidases** (2 réponses exactes)

    a) doivent toujours avoir du sucre (au moins 4 morceaux) avec eux pour traiter une éventuelle hypoglycémie
    b) ne courent aucun risque d'hypoglycémie
    c) stimulent leur pancréas à faire plus d'insuline
    d) peuvent faire un effort physique inhabituel sans précautions spéciales

3. **Quand je voyage, je transporte l'insuline et le matériel d'injection (ou mes médicaments contre le diabète) :** (une réponse exacte)

    a) dans ma valise
    b) dans mon sac à main et dans mes poches
    c) j'envoie tout le matériel par la poste à l'endroit où je vais passer mes vacances
    d) dans ma valise et dans mon sac à main ou dans mes poches.

Réponses : 1 : a, c
2 : b, d
3 : b

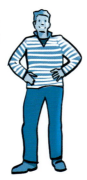

6. L'activité physique

6.1 GÉNÉRALITÉS

L'activité physique fait du bien à tous. En effet, pratiquée régulièrement, elle améliore la tension artérielle et les graisses du sang; de ce fait, elle exerce une activité protectrice contre l'athérosclérose.

Pour le diabétique, d'autres facteurs favorables sont à signaler également: l'activité physique facilite l'entrée du sucre (glucose) dans les cellules et, ce faisant, abaisse la glycémie. De plus, elle augmente la sensibilité à l'insuline: pour normaliser une glycémie élevée il faudra moins d'insuline. Ce dernier effet est particulièrement évident chez les diabétiques non insulinodépendants.

Faire le ménage, ses achats quotidiens, aller au travail à pied ou à bicyclette, travailler au jardin, pour ne citer que quelques exemples, sont des activités physiques à la portée de chaque diabétique.

On retiendra cependant que l'exercice physique est formellement *contre-indiqué* si le diabète est fortement déséquilibré (notamment en présence d'*acétone dans l'urine*): dans ces conditions, au lieu d'être bénéfique, l'exercice physique peut être catastrophique! (Voir p. 115).

A noter que l'effet hypoglycémiant de l'effort physique peut durer plusieurs heures après la fin de celui-ci (risque d'hypoglycémie nocturne!).

6.2 QUEL TYPE D'ACTIVITÉ PHYSIQUE RECOMMANDER?

Pour bénéficier des effets favorables de l'exercice mentionnés précédemment, l'accent est mis actuellement sur l'activité physique soutenue plutôt que sur les efforts violents et courts. Dans ces conditions, les exercices les plus recommandés sont: le jardinage, la marche à pied, le «jogging», la natation, le ski de fond, la bicyclette, etc. La marche à pied (une heure 4 fois par semaine), est particulièrement bénéfique et pratiquable même par les personnes âgées.

Les autres sports, football ou tennis par exemple, sont généralement praticables, mais l'adaptation du traitement peut être rendue plus difficile que dans le cas des sports d'endurance.

A noter qu'une activité physique très intense et de courte durée, peut faire monter *la glycémie!*

6.3 QUELLES PRÉCAUTIONS FAUT-IL PRENDRE?

Il faut distinguer trois situations:
a) diabète traité par le régime seul ou avec des biguanides, des glitazones ou des inhibiteurs des alpha-glucosidases
b) diabète traité par le régime associé à des sulfamidés hypoglycémiants ou des glinides
c) diabète traité par le régime associé à l'insuline.

a) *Pour les diabétiques traités par le régime seul ou en association avec les biguanides, les glitazones ou les inhibiteurs des alpha-glucosidases*, il n'y a pas de précaution spéciale à prendre. En général, ces personnes sont obèses ou en surpoids et l'exercice physique ne peut que favoriser la perte de poids, *ceci pour autant que le programme alimentaire*, généralement de type amaigrissant, *soit maintenu*. En effet, la tentation pourrait être grande de manger davantage les jours actifs, entraînant ainsi non seulement l'absence de perte pondérale, mais éventuellement un gain de poids ! (Une prise de poids peut parfois être observée chez des patients ayant une activité physique intense et quotidienne. Dans ce cas, la masse graisseuse est remplacée par du muscle). Ces médicaments agissant de façon plutôt « passive », il n'y a, en principe, aucun risque d'hypoglycémie (voir p. 61-62) lors d'activités physiques.

> **En résumé :** un diabétique traité par le régime seul ou en association avec des biguanides, des glitazones ou des inhibiteurs des alpha-glucosidases, poursuivra son programme alimentaire et prendra ses comprimés comme d'habitude.
> L'équilibre de son diabète sera amélioré.

b) *Le diabétique traité par le régime associé à des sulfamidés hypoglycémiants ou à des glinides*, qui se livre à une activité physique inhabituelle, augmente son risque d'hypoglycémie.

Les sulfamidés hypoglycémiants ou les glinides agissant de façon active (voir p. 59-60), une modification de la dose peut donc s'imposer, surtout lors d'une activité de longue durée : diminution de moitié ou pas de médicament du tout le jour de l'activité sportive.

Une alternative peut être utilisée : celle d'augmenter l'apport alimentaire lors d'exercices physiques, par exemple doubler le contenu des collations. Chaque diabétique étant différent, il convient d'en parler avec votre médecin traitant.

> **En résumé :** un diabétique traité par un programme alimentaire associé à des sulfamidés hypoglycémiants ou des glinides, réduira la dose du médicament ou augmentera son apport alimentaire lors d'exercices physiques inhabituels de longue durée.
> Il appartient à chacun de déterminer, par expérience personnelle, l'option la plus favorable.

c) *Le diabétique traité par un programme alimentaire associé à de l'insuline*, court également le risque d'une hypoglycémie lors d'activités physiques supplémentaires. En effet, le niveau de la glycémie est maintenu par l'action simultanée de l'insuline, du programme alimentaire et de l'activité physique. Si cette dernière augmente, la glycémie va donc s'abaisser. Dans ces conditions, il est indispensable d'adapter l'apport alimentaire et/ou l'insuline. Chaque cas étant particulier, il appartient au diabétique d'appliquer la formule qui lui convient. Un certain nombre de règles générales peuvent cependant être formulées :

1. L'alimentation

Elle est indispensable durant l'effort prolongé. Elle se fera *chaque heure* sous forme de fruits secs, boissons sucrées ou pain. Cette façon de procéder maintient ainsi le taux de glycogène du muscle (stock de sucre) et évite les hypoglycémies induites par le « pompage » du sucre sanguin par le muscle.

Pour les mêmes raisons, en fin d'effort physique, l'absorption de glucides est également indispensable.

Les quantités ingérées doivent faire l'objet de tâtonnements et d'expériences personnelles. En général, pour un effort moyen à intense, 20 à 80 g d'hydrates de carbone/heure peuvent être nécessaires. De plus, il ne faut jamais oublier de toujours bien s'hydrater.

2. L'adaptation de la dose d'insuline

Elle est indispensable, mais elle ne peut faire l'objet d'aucune codification rigoureuse, car chaque cas est différent. Le diabétique doit donc procéder, là également, par tâtonnements en quantifiant au mieux les variations de sa glycémie (automesure, voir p.91) en fonction de l'effort physique donné. On retiendra cependant la nécessité de diminuer la dose d'insuline dont l'effet hypoglycémiant se fait sentir au moment de l'effort physique. Cette diminution sera proportionnelle à l'intensité de l'effort physique envisagé.

Le moment le plus propice à la pratique d'un sport dépendra également du type d'insuline utilisée :
- insuline ultrarapide : éviter de pratiquer un sport tôt après l'injection et le repas, le risque d'hypoglycémie étant le plus prononcé à ce moment-là.
- insuline rapide ordinaire : éviter le sport loin des repas, car ces insulines d'action un peu « décalée » dans le temps, vont avoir leur maximum d'action 2 à 3 heures après l'injection
- en cas d'activité sportive de longue durée (plusieurs heures), il est nécessaire de réduire non seulement les insulines « rapides », mais également les insulines « retard », utilisées comme « base ».

La résorption de l'insuline étant accélérée en regard d'un groupe musculaire en action, le *lieu d'injection* de l'insuline devra être adapté à chaque sport. Ceci évitera une hypoglycémie peu après le début d'une activité sportive. C'est ainsi que les cyclistes, les joueurs de tennis, les skieurs, par exemple, injecterons préférentiellement l'insuline au niveau de l'abdomen et ceci en gardant si possible le même lieu d'injection pour les activités physiques régulières.

3. *Il est indispensable d'avoir sur soi du sucre* afin de traiter une hypoglycémie. Les accompagnants devraient également avoir à disposition du Glucagon et en connaître l'usage (voir p. 103). De plus, il est souhaitable d'avoir un téléphone portable pour appeler des secours si nécessaire.

4. La meilleure façon de connaître les variations du contrôle diabétique au cours d'efforts physiques est d'effectuer des glycémies à répétition, avant, pendant et après l'effort. A basse température, les bandelettes réactives sous-estiment la glycémie : il faut donc éviter d'effectuer un test dans ces conditions de température (ex : skieurs, tests sur les pistes !).

5. *Les sports solitaires ne devraient pas être pratiqués*: parachutisme, aile-delta, voile en solitaire, moto, auto, alpinisme, etc., en raison des dangers entraînés par une éventuelle hypoglycémie.

Il existe des camps de sport destinés aux patients diabétiques (en général de type 1). Sous la surveillance attentive de médecins, infirmières, diététiciennes et maîtres de sport, les diabétiques apprennent à mieux connaître leur capacité physique et les nombreux ajustements nécessaires qu'implique la pratique sportive.

> Donc : **l'activité physique** :
>   - fait partie du traitement du diabète
>   - permet d'améliorer le contrôle du diabète
>   - implique un ajustement du traitement
>   - est contre-indiquée en cas de diabète déséquilibré

6.4 RÉSUMÉ POUR LE LECTEUR PRESSÉ DE SE METTRE À LA PRATIQUE DU SPORT

L'activité physique est recommandée car elle aide à faire baisser la glycémie.

Quelle activité recommander?

Se livrer à des efforts soutenus de préférence :
- natation
- marche à pied
- bicyclette
- ski de fond
- jardinage, etc.

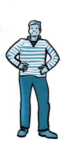

Précautions à prendre :

a) Traitement par régime seul ou en association avec des biguanides, des glitazones ou des inhibiteurs des alpha-glucosidases :
pas de précautions spéciales.
b) Traitement par régime + sulfamidés hypoglycémiants ou glinides : danger d'hypoglycémie, donc diminuer la dose du médicament ou augmenter l'apport alimentaire.
c) Traitement à l'insuline : nécessité de prendre chaque heure des glucides en quantité variable, à déterminer individuellement sur la base de l'expérience personnelle du sujet.
Nécessité de diminuer la dose d'insuline, à déterminer individuellement sur la base de l'expérience personnelle du sujet.

Ne jamais se livrer à des activités physiques intenses lors de diabète décompensé (glycémie élevée, glucosurie importante avec présence d'acétone dans les urines). Danger d'acidocétose grave !

6.5 TESTEZ VOS CONNAISSANCES

1. Quelle est l'influence de l'exercice sur le taux de sucre dans le sang :

    a) abaisse la glycémie
    b) fait monter la glycémie
    c) n'a aucun effet sur la glycémie.

2. Quand je fais une promenade, j'ai toujours avec moi :

    a) un morceau de fromage
    b) une saucisse
    c) au moins 4 morceaux de sucre.
       pour pouvoir traiter une éventuelle hypoglycémie.

3. Il est dangereux de pratiquer une activité physique lorsque les tests d'urine montrent les résultats suivants :

    a) sucre 0%, acétone négatif
    b) sucre 2%, acétone +++
    c) sucre 1%, acétone négatif
    d) sucre 1/4%, acétone négatif.

4. Il est dangereux de pratiquer une activité physique lorsque la glycémie est :

    a) entre 6 et 11 mmol/l
    b) entre 3 et 5 mmol/l
    c) entre 15 et 20 mmol/l
    d) entre 8 et 12 mmol/l

Réponses : 1 : a
            2 : c
            3 : b
            4 : b, c

Chapitre 4

L'estimation du contrôle du diabète

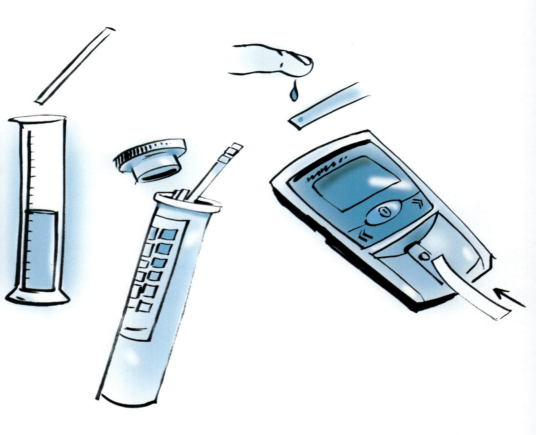

1. Généralités

Rappelons que le but du traitement du diabète est la normalisation de la glycémie. Les méthodes de traitement ayant été abordées au chapitre précédent, il convient maintenant de s'interroger sur les moyens mis à disposition des diabétiques leur permettant d'estimer la glycémie, donc le degré de contrôle du diabète; en fait, l'efficacité du traitement.

Les moyens mis à disposition sont au nombre de trois:

1. *Les tests d'urine*
    - les tests d'urine permettent de mesurer la **glucosurie*** et par analogie *un certain degré d'hyperglycémie*;
    - les tests d'urine permettent également de mesurer l'**acétonurie*** et, partant, *un certain degré de décompensation du diabète.*

2. *La mesure de la glycémie*
    - cette méthode donne la valeur exacte de la glycémie à un moment donné.

3. *Dosage de l'hémoglobine glyquée ou de la fructosamine*
    - ces méthodes donnent une estimation de la glycémie moyenne obtenue pendant les semaines ou les mois qui précèdent la prise de sang.

Tous ces procédés sont discutés dans les pages qui suivent.

> Ce n'est pas parce que l'on se sent bien que le diabète est correctement équilibré. Seul un contrôle régulier de la glycémie et de l'hémoglobine glyquée permet de l'affirmer.

2. Les tests d'urine

Avertissement :

> Bien que cette méthode, compte tenu de la nature des renseignements extrêmement peu précis qu'elle fournit pour ajuster un traitement quotidien, tombe peu à peu en désuétude, les auteurs la décrivent néanmoins dans les paragraphes qui suivent. Son intérêt le plus évident reste encore la mesure de l'acétonurie par les diabétiques ne possédant pas de lecteur capable de mesurer la glycémie **et** l'acétonémie (sur une goutte de sang prélevée au bout du doigt).

2.1 ESTIMATION DE LA GLUCOSURIE

L'analyse de la glucosurie, si cette option de contrôle vous a été proposée, est le test le plus simple et le moins coûteux. Sa pratique doit être *régulière* chez toute personne incapable d'effectuer une autosurveillance glycémique ou refusant de le faire. Elle se pratiquera une à quatre fois dans la journée, suivant la stabilité du diabète. Les résultats seront soigneusement notés sur un carnet de contrôle fourni par le médecin ou les associations de diabétiques et discutés à chaque consultation.

La notation chiffrée sera utilisée de préférence : en effet, 1% de sucre dans l'urine reste 1% quel que soit le test utilisé ; il n'en va pas de même des croix (+) dont le nombre peut varier d'un test à l'autre pour une même glucosurie, ou des couleurs, également différentes d'un test à l'autre.

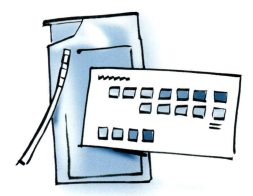

Fig. 18 : Tests d'urine. La glucosurie est déterminée en comparant la couleur de la bandelette trempée dans l'urine, avec l'échelle colorimétrique fournie par le fabricant.

2.2 LE SEUIL RÉNAL

En général, le sucre n'apparaît dans l'urine que lorsque son taux sanguin dépasse la valeur de 10 mmol/l environ (180 mg/dl ou 1,8 g/l) : il s'agit d'un processus de « trop-plein » propre aux reins, qui retiennent le sucre et ne le laissent « déborder » que lorsque le « seuil » de 10 mmol/l est atteint dans le sang. C'est le *seuil rénal* d'élimination du glucose.

Le diabétique sait donc que sa glycémie est inférieure à 10 mmol/l si la glucosurie est négative. Il sait que sa glycémie dépasse 10 mm/l si du sucre apparaît dans l'urine.

Il y a des exceptions cependant : les enfants ont en général un seuil plus bas, les gens âgés, ou ceux dont les reins fonctionnent mal, un seuil élevé. *Il faudra donc tenir compte des données personnelles pour interpréter le résultat des tests d'urine.* Il serait également souhaitable que chaque diabétique connaisse son seuil rénal.

2.3 TECHNIQUE DES TESTS D'URINE

La technique est simple ; elle repose sur la mise en contact de l'urine avec un comprimé ou une bandelette contenant un produit réagissant au glucose ; il faut attendre un temps déterminé pour lire le résultat au moyen d'une échelle de comparaison des couleurs (Clinitest, Tes-Tape, Diastix, Diabur, Ketodiabur, etc.).

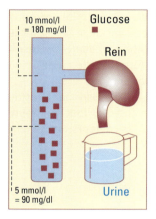
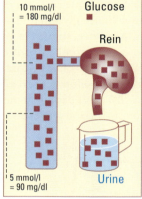

Fig. 19. **Seuil rénal**

A : *Equilibre correct : la glycémie reste inférieure à 10 mmol/l, il n'y a pas de fuite de glucose dans l'urine.*

B : *Equilibre incorrect : la glycémie s'élève au-dessus de 10 mmol/l, (« seuil rénal » du glucose) les urines sont alors positives pour le glucose.*

Chaque produit ayant ses caractéristiques propres, il est donc indispensable de *lire attentivement le mode d'emploi* fourni par le fabricant avant d'utiliser une méthode.

L'utilisation des tests d'urine présente certaines limites :

- Lorsque la glucosurie est négative, cela signifie que la glycémie est soit « satisfaisante », (c'est-à-dire en dessous de 10 mmol pour ceux dont le seuil rénal est à ce niveau), soit « normale », « basse » ou « trop basse » : l'estimation précise de la glycémie n'est donc pas possible.
- Lorsque la glucosurie est maximale (2 ou 5% selon les méthodes), cela ne renseigne pas sur la gravité de l'hyperglycémie.
- Si le seuil rénal est élevé, les tests urinaires resteront négatifs, alors même que la glycémie pourrait être très haute.
- A l'inverse, un seuil rénal anormalement bas entraînera une glucosurie importante pour une glycémie proche de la normale.

2.4 QUELLE URINE UTILISER ?

Suivant que le diabétique teste l'urine de « première miction » ou de « deuxième miction », il aura une image de son « passé glycémique » ou de son « présent glycémique ».

En effet, si l'on effectue la recherche de sucre dans l'urine collectée pendant plusieurs heures dans la vessie (première miction), le résultat obtenu fournira un reflet intégré de la glycémie moyenne obtenue pendant la période de production des urines. Il n'y aura bien entendu du sucre dans ces urines que si la glycémie a dépassé le seuil rénal à un moment donné de la période considérée. *Ce test reflète donc le passé*. Il ne renseigne pas sur le présent.

Pour apprécier la situation présente, il convient de pratiquer la recherche de la glucosurie sur une urine dite de « deuxième miction » de la manière suivante :

1. vider la vessie et analyser le premier échantillon (= urine de première miction),
2. boire un verre d'eau pour favoriser une nouvelle production d'urine. La vessie ayant été complètement vidée, l'urine qui s'y recueille sera donc le témoin fidèle de la glycémie au moment présent,
3. uriner 20 à 30 minutes plus tard et refaire un nouveau test d'urine (= urine de deuxième miction).

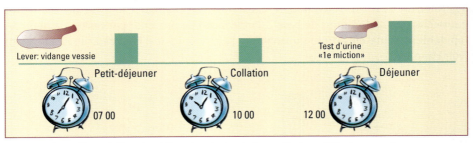

*Fig. 20A : Première miction à midi : urine de toute la matinée ; reflète le « **passé** ».*

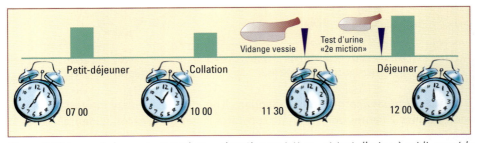

*Fig. 20B : Vidange de la vessie vers 11h30 ; « deuxième miction » et test d'urine à midi, avant le déjeuner. Cette urine reflète alors le « **présent** ».*

On peut, par exemple, avoir une glucosurie de 1% dans l'urine du matin, au lever, qui correspond à une hyperglycémie nocturne, alors que la glucosurie est négative dans la deuxième miction, signifiant ainsi que la glycémie à ce moment-là est inférieure au seuil rénal.

La pratique de la « deuxième miction » permet aux diabétiques de moduler le traitement en fonction des résultats obtenus. Cette méthode était donc surtout utile aux diabétiques traités à l'insuline. On notera cependant qu'elle tombe peu à peu en désuétude car les tests d'urine sont remplacés par la mesure directe de la glycémie chez ces patients (voir paragraphe 3.1).

2.5 HORAIRE DES TESTS D'URINE

Aux deux types de diabète (traités avec ou sans insuline) correspondent deux horaires différents.

Dans le cas du diabète *traité par le régime avec ou sans médicament pris par la bouche*, le but du test d'urine est de vérifier la capacité du pancréas à maîtriser l'ascension de la glycémie après les repas. Dans ces conditions, les tests d'urine se feront, en règle générale, 2 heures après le début d'un repas (on aura au préalable vidé sa vessie avant de se mettre à table).

Il n'est pas inutile de tester également les urines du matin au lever afin d'obtenir un reflet de la glycémie moyenne de la nuit.

Le nombre des tests à pratiquer chaque jour est variable suivant les cas ; 2 tests semblent être un minimum : au lever et 2 heures après un repas, généralement le petit déjeuner, car c'est très souvent dans cette tranche horaire que la glycémie est la plus haute chez les diabétiques de type 2. Cette façon de procéder permettra de détecter rapidement toute élévation anormale de la glycémie et d'intervenir le cas échéant (voir chapitre 6).

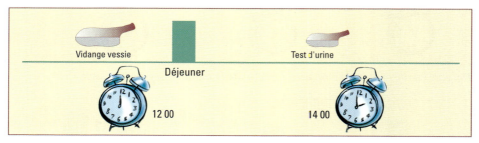

*Fig. 21 :   Test d'urine deux heures **après** un repas : reflète la capacité du pancréas et, le cas échéant, du traitement associé, à maîtriser la glycémie qui s'élève après ce repas.*

En cas de repas anormalement abondant, il peut être également intéressant de tester les urines 2 heures après, afin de constater l'effet de « l'excès alimentaire » sur la glycémie !

Dans le cas du diabète traité à l'insuline, le but du test est de vérifier l'effet de l'insuline sur la glycémie. Vu le profil d'action des insulines, la pratique veut que les tests d'urine soient effectués avant les repas. La deuxième miction est recommandée afin d'avoir une image de la glycémie du moment présent. Le traitement sera ajusté en fonction des résultats, après discussion avec le médecin traitant.

Le nombre minimum de tests à pratiquer dans le cas d'un diabète traité à l'insuline est de 2 à 4 par jour.

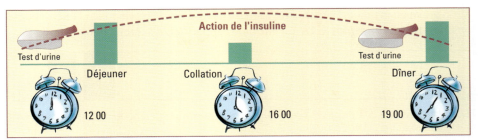

*Fig. 22 :   Test d'urine **avant** un repas : reflète l'équilibre glycémique obtenu par l'association **régime** et **insuline**.*

2.6 ESTIMATION DE L'ACÉTONURIE

La présence d'acétone dans l'urine doit être recherchée chaque fois que la glucosurie est très positive (1% ou plus), que le diabétique est malade (grippe, infection, etc.) ou qu'il est soumis à une agression psychique intense (stress), et chaque fois que la glycémie dépasse 14 mmol/l (250 mg/dl ou 2,5 g/l).

Comme pour les tests d'urine, il existe plusieurs méthodes qui reposent toutes sur la mise en contact de l'urine avec un comprimé ou une bandelette, dont la coloration est lue après un temps donné, par comparaison avec une échelle de couleurs (Acétest, Kétodiastix, Ketodiabur, Gluketur, etc.).

L'acétone est le reflet de l'utilisation des graisses du corps comme source d'énergie. Il s'agit d'un « déchet » de la combustion des graisses par l'organisme.

Chez le diabétique, deux situations peuvent donc expliquer la présence d'acétone dans l'urine :

- *acétone* **sans** sucre dans l'urine : il s'agit d'une situation que l'on rencontre lorsqu'un patient compense un manque d'apports d'hydrates de carbone en utilisant ses réserves de graisses comme source d'énergie : il jeûne. Cette situation s'observe chez l'obèse qui suit un régime amaigrissant pauvre en glucides et dont les glycémies sont normales ou peu élevées. Dans tous les cas, l'acétone est le reflet de l'état de jeûne de l'organisme entier et indique que le patient suit un régime amaigrissant, ou qu'il n'a pas reçu assez d'hydrates de carbone, s'il ne suit pas un régime amaigrissant particulier. Cette situation n'est pas dangereuse.

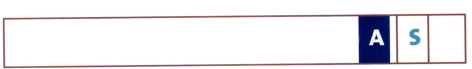

*Fig. 23 A :   Acétone (A) positive, sucre (S)(glucose) **négatif** : reflète le jeûne glucidique : PAS DE DANGER*

- acétone **avec** sucre dans l'urine : cette situation est grave car elle indique une décompensation acidocétosique en cours ou menaçante : c'est le signe d'une impossibilité pour l'organisme d'utiliser le sucre sanguin, du fait d'une carence grave en insuline. L'organisme, bien qu'inondé de sucre, va puiser l'énergie dans les réserves de graisse, ce qui entraîne l'apparition d'acétone dans l'urine.

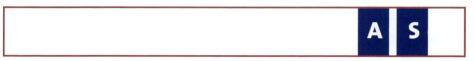

*Fig. 23 B : Acétone (A) positive, sucre (S)(glucose) **positif** : reflètent la décompensation du diabète : DANGER*

La conduite à tenir dans ces deux situations fort différentes mais où l'acétonurie est positive, est décrite au chapitre 6.

Donc :
1. **acétone sans glucosurie** = jeûne calorique et/ou en hydrates de carbone
   a) obèse suivant un régime pauvre en hydrates de carbone : pas de danger
   b) diabétique ne devant pas perdre de poids : augmenter la ration en hydrates de carbone
2. **acétone avec glucosurie** = déficit en insuline . Attention ! Danger !
   Introduction de l'insuline, ou augmenter les doses d'insuline au moyen d'injections supplémentaires d'insuline rapide/ultrarapide

Remarque : il est nécessaire d'insister sur le fait que la seule méthode de détection de l'acétone, donc d'un diabète gravement décompensé, repose sur l'exécution d'un test d'urine. Cette méthode doit donc être également utilisée par les diabétiques qui pratiquent l'automesure de la glycémie comme moyen de contrôle, à moins qu'ils n'utilisent un lecteur de glycémie et d'acétonémie

Pratiquer des tests d'urine sans en tirer de conclusions pour améliorer son traitement est tout à fait inutile !

3. Mesure de la glycémie

Avertissement :

> Chaque diabétique devrait pouvoir mesurer lui-même sa glycémie au moyen d'un lecteur électronique approprié.

3.1 GÉNÉRALITÉS

L'introduction de l'automesure de la glycémie a permis d'améliorer le contrôle obtenu par les diabétiques. C'est la méthode que l'on doit obligatoirement utiliser si l'on recherche un équilibre optimal de son diabète. Il existe de nombreux produits d'automesure de la glycémie sur le marché ; tous nécessitent le prélèvement d'une goutelette de sang, soit à la pulpe du doigt, soit au lobe de l'oreille et son étalement sur une bandelette réactive (ou son aspiration par la bandelette). Le résultat est lu à l'aide d'un appareil électronique de poche.

La simplicité des ces méthodes rend le test facilement praticable par la plupart des diabétiques. Ces mesures renseignent le patient sur les fluctuations de son diabète et lui permettent de mieux moduler son programme d'insuline, en l'adaptant à ses glycémies.

Les diabétiques non traités à l'insuline peuvent en bénéficier également lors des changements de traitement ou en cas de maladies intercurrentes (voir chapitre 6).

Les résultats obtenus par les différentes méthodes sont comparables. Leur exactitude et leur reproductibilité est bonne *pour autant que le mode d'emploi soit suivi scrupuleusement.*

Devraient apparaître sur le marché des systèmes de mesures de la glycémie transcutanée (à travers la peau) : c'est le cas, par exemple, de la montre Glucowatch® ou des électrodes implantées sous la peau, système CGMS de MiniMed®.

3.2 QUELLE GLYCÉMIE FAUT-IL OBTENIR ?

Il n'y a pas de réponse indiscutable à cette question. Nous pensons, comme l'ont démontré de nombreuses études scientifiques portant sur des milliers de diabétiques de type 1 ou de type 2, que la prévention des complications à long terme passe par le maintien de glycémies proches de la norme.

Les objectifs glycémiques doivent être discutés et adaptés individuellement.

La table ci-dessous donne les valeurs cibles à atteindre selon l'opinion des diabétologues européens.

Table XIV
Objectifs thérapeutiques de la prise en charge du diabète

	Idéal	Contrôle Acceptable	Insuffisant
Glycémie à jeun* **mmol/l**	5 à 7.0[1]	< 8.0	> 8.0
mg/dl	90 à 126	< 144	> 144
g/l	0.9 à 1.26	< 1.44	> 1.44
Glycémie post-prandiale (2 h après le début d'un repas) **mmol/l**	< 8.0	< 10.0	> 10.0
mg/dl	< 144	< 180	> 180
g/l	< 1.44	< 1.8	> 1.8
Glycémie au coucher **mmol/l**	6.0 à 8.4[2]		
mg/dl	110 à 150		
g/l	1.10 à 1.5		
HbA_1c	5.0 à 7.0%	7.0 à 8.0%	> 8%

* Sang capillaire. Les valeurs plasmatiques sont 15% plus élevées

[1] La tendance récente de certaines Associations internationales du diabète va même dans le sens d'une réduction de cette limite à moins de 6.5 mmol/l.

[2] Si la glycémie est *inférieure* à 6.0 mmol/l, prendre une collation si le programme habituel n'en prévoit pas ou doubler la collation usuelle du coucher. Si la glycémie est *supérieure* à 9 mmol/l, voir avec le médecin si des unités de correction (insuline rapide ou ultrarapide) sont nécessaires.

3.3 AJUSTEMENT DES DOSES D'INSULINE EN FONCTION DES GLYCÉMIES

Ce sujet dépasse les limites de ce livre, il ne sera donc pas abordé ici. Chaque diabétique traité à l'insuline sera certainement référé à un spécialiste ou à une unité spécialisée, qui lui remettra des schémas permettant d'ajuster les doses avec la meilleure sécurité possible.

Il est indispensable de se souvenir que tout diabétique traité à l'insuline doit rechercher la présence d'acétone dans ses urines (ou dans le sang s'il en a les moyens techniques) lorsque les glycémies semblent échapper à son contrôle.

Le test d'urine ne doit donc pas être abandonné au profit de la glycémie dans ces circonstances, car les résultats obtenus ne donnent pas les mêmes renseignements : l'hyperglycémie peut ne signaler qu'une situation de décompensation passagère, alors que l'acétonurie révèle une situation de gravité parfois extrême.

> En résumé : **l'automesure de la glycémie permet** :
> - une meilleure estimation de l'équilibre du diabète
> - un meilleur contrôle à court et moyen termes

4. Mesure de l'hémoglobine glyquée et de la fructosamine

4.1 GÉNÉRALITÉS

Le glucose se fixe sur certaines de nos structures, principalement les protéines. Ce processus de fixation du glucose est appelé « glyquation ». Il entraîne, pourrait-on dire, l'apparition de « protéines sucrées ».

Le degré de « glyquation » dépendra de la glycémie ambiante et de la durée de vie des protéines sur lesquelles le sucre peut se fixer.

Deux dosages permettent de détecter le phénomène de glyquation : celui de *l'hémoglobine glyquée* et celui de la *fructosamine*. Ces dosages donnent une image de la glycémie moyenne au cours des semaines qui précèdent la prise de sang.

4.2 MESURE DE L'HÉMOGLOBINE GLYQUÉE

La glyquation de *l'hémoglobine* (pigment composant les globules rouges) se produit de façon constante chez tous les sujets, diabétiques ou non ; elle est irréversible.

La mesure de l'hémoglobine glyquée donne une image de la glycémie moyenne dans les deux à trois mois qui précèdent la prise de sang. Un seul dosage permet ainsi d'avoir une vision globale du contrôle diabétique obtenu.

L'hémoglobine glyquée n'est pas influencée par la valeur de la glycémie au moment du prélèvement ; celui-ci peut donc être effectué à n'importe quelle heure de la journée.

Il existe malheureusement plusieurs méthodes de dosage, rendant ainsi difficile la comparaison des résultats d'un laboratoire à l'autre.

On distingue :
- l'hémoglobine A_1 (HbA_1)
  qui comprend toutes les fractions glyquées de l'hémoglobine A ;
- l'hémoglobine A_1c (HbA_1c)
  qui n'est que l'une d'entre elles ; celle-ci est la plus spécifique.

Chez le sujet non diabétique, la valeur de l'hémoglobine A1 est située entre 5 et 8%, celle de l'hémoglobine A_1c entre 4 et 6%. Les résultats dépassant de 2% ces valeurs, sont considérés comme inacceptables pour un diabétique traité. Un diabétique de type 1 devrait avoir une hémoglobine A_1c en dessous de 7% ; un diabétique de type 2, une hémoglobine A_1C normale ou à peine plus élevée.

La mesure de l'hémoglobine glyquée n'est pas immédiatement utile au diabétique, qui doit estimer la qualité de son contrôle ou modifier son traitement en se fondant sur le résultat de ses glycémies. En revanche, elle permet de suivre à long terme la qualité du contrôle du diabète et renseigne sur l'efficacité des modifications du traitement.

4.3 DOSAGE DE LA FRUCTOSAMINE

Ce test mesure la glyquation de l'une des protéines du sang, en l'occurrence l'albumine. Le principe de l'interprétation du test est comparable à celui de l'hémoglobine glyquée; cependant, en raison de la vie relativement courte de l'albumine, la fructosamine reflète l'équilibre sur une période plus courte (une à trois semaines au lieu de deux à trois mois). Il s'agit donc d'un index de la mémoire à court terme du glucose sanguin.

Les valeurs à considérer comme normales sont entre 2 et 2,8 umol/l; les valeurs considérées comme inacceptables du point de vue du contrôle glycémique sont supérieures à 3,7 umol/l.

4.4 CONCLUSION

Le contrôle du diabète peut être estimé ponctuellement par la glycémie (éventuellement par les tests d'urine avec leur inhérente limitation). Le traitement peut alors être ajusté rapidement.

L'estimation du contrôle glycémique obtenu à long terme, requiert le dosage de l'hémoglobine glyquée (éventuellement de la fructosamine). L'évolution des résultats permettra d'apprécier les effets d'un changement de traitement.

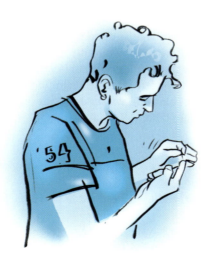

5. Résumé pour le lecteur pressé

Pour l'estimation du contrôle du diabète, on dispose de trois méthodes :

1. Tests d'urine : ils permettent d'estimer un certain degré d'hyperglycémie (glucosurie) ou de décompensation grave du diabète (recherche de l'acétone).

> Horaire des tests : - à jeun et 2 heures après les repas pour les diabétiques non traités à l'insuline (estimation de la capacité du pancréas à maîtriser l'ascension du sucre après un repas) ;
> - à jeun et avant les repas pour les diabétiques traités à l'insuline (estimation de l'efficacité de l'insuline à maîtriser la glycémie).

Limitation des tests d'urine : pas de sucre dans les urines aussi longtemps que la glycémie reste en dessous du seuil rénal qui, s'il est haut, peut donner une fausse impression de bon contrôle.

Cette méthode est de plus en plus abandonnée au profit de la mesure de la glycémie. Néanmoins, elle est **indispensable** pour rechercher la présence d'**acétone** lorsque le diabète est **décompensé**.

2. Mesure de la glycémie : méthode recommandée à tous les diabétiques, **indispensable** aux diabétiques traités à l'insuline, qui ont de ce fait les moyens d'adapter finement leur traitement en ajustant leurs doses d'insuline.

Les modalités d'ajustement ou de dosage doivent être individualisées (expérience personnelle).

NE JAMAIS OUBLIER DE RECHERCHER L'ACETONE DANS LES URINES (DANS LE SANG) SI LA GLYCEMIE SEMBLE ECHAPPER A TOUT CONTRÔLE ET CHAQUE FOIS QU'ELLE DEPASSE 14 mmol/l (250 mg/dl ou 2.5 g/l).

3. Hémoglobine glyquée et fructosamine : ces méthodes donnent une estimation de la glycémie moyenne du diabétique au cours des semaines (fructosamine) ou des mois (hémoglobine glyquée) qui précèdent le prélèvement du sang.

6. Testez vos connaissances

1. **Si je trouve du sucre dans mes urines, je peux dire que ma glycémie est :**
   (2 réponses possibles)

   a) plus basse que 5 mmol
   b) plus haute que 5 mmol
   c) plus basse que 10 mmol
   d) plus haute que 10 mmol
   e) plus haute que mon seuil rénal.

2. **Vous êtes traité par un régime seul avec ou sans médicaments par la bouche; à quelle heure devez-vous tester vos urines pour rechercher le sucre ? :** (2 réponses exactes)

   a) à jeun
   b) avant les repas
   c) 1 heure après les repas
   d) 2 heures après les repas
   e) avant le coucher.

3. **Vous êtes traité par un régime associé à de l'insuline; à quelle heure devez-vous tester vos urines pour rechercher le sucre ? :** (2 réponses exactes)

   a) à jeun
   b) avant les repas
   c) 1 heure après les repas
   d) 2 heures après les repas
   e) avant le coucher.

4. **Quand devez-vous rechercher *absolument* la présence d'acétone dans vos urines ? :**
   (2 réponses exactes)

   a) chaque fois que vous testez pour le sucre
   b) au moins une fois par semaine
   c) lorsque la glycémie dépasse 14 mmol/l
   d) glycémie moins de 5 mmol/l
   e) en cas de fièvre

Réponses :   1 : d, e
   2 : a, d
   3 : a, b
   4 : c, e

Chapitre 5

L'hypoglycémie

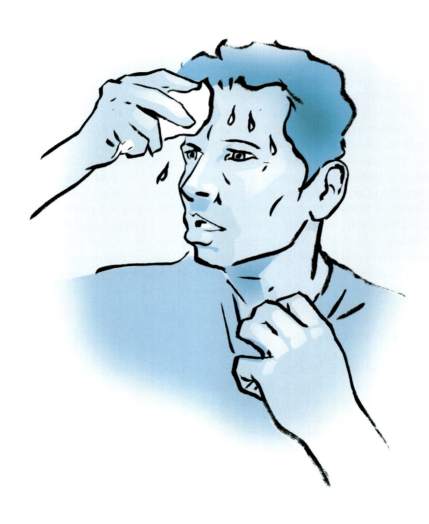

1. Définition

L'hypoglycémie peut être définie comme une baisse du taux de glucose dans le sang *en dessous d'un niveau critique*, entraînant alors un malaise bien connu des diabétiques. On l'appelle le plus souvent une « hypo ». C'est probablement la manifestation aiguë la plus fréquente du diabète traité par insuline, sulfamidés hypoglycémiants ou glinides. On notera immédiatement que les diabétiques traités par régime seul ou régime associé aux biguanides, glitazones ou inhibiteurs des alpha-glucosidases ne sont pas menacés d'hypoglycémie.

Par définition, le niveau glycémique en dessous duquel on parle d'hypoglycémie est de **2,8** mmol/l environ (**50** mg/dl ou **0,5** g/l) chez des personnes non diabétiques.

Cette définition a toutefois quelque chose d'arbitraire, car elle ne correspond pas toujours à la réalité : l' « hypo » est un fait vécu par le diabétique et ce qu'il vit là n'est pas un chiffre, mais un ensemble de symptômes plus ou moins désagréables. Ceci pour préciser que le niveau glycémique à partir duquel un diabétique ressentira une « hypo » varie beaucoup d'un patient à l'autre : certains ressentiront déjà des malaises entre 3,0 et 5,0 mmol/l (55 à 90 mg/dl ou 0,55 à 0,9 g/l) alors que d'autres ne ressentiront rien ou quasiment rien jusqu'à une glycémie de quelque 2 mmol/l (36 à 40 mg/dl ou 0,36 à 0,4 g/l), zone évidemment plus dangereuse !

Ceci peut s'expliquer par l'importance de la chute de la glycémie par rapport au niveau antérieur. La chute rapide d'une glycémie élevée peut induire parfois des symptômes d'hypoglycémie alors même que la glycémie est encore dans la « norme ». Dans le cas d'une glycémie s'abaissant plus lentement à partir d'un niveau plus proche de la norme, les symptômes d'hypoglycémie surviendront à un niveau glycémique plus bas.

En pratique, sachant que les systèmes de contre-régulation prévus par l'organisme se mettent en action lorsque la glycémie *descend en dessous de 4 mmol/l*, il est recommandé à tous les diabétiques de se « resucrer » s'ils mesurent une glycémie à, ou en dessous, de ce niveau, même s'ils n'ont aucun symptôme.

2. Signes d'hypoglycémie

Les symptômes ressentis par le patient et/ou les signes observés par l'entourage peuvent varier d'une personne à l'autre, mais le plus souvent, ils revêtent toujours le même aspect chez le même sujet. Toutefois, au fil des ans et/ou du niveau glycémique moyen, ils peuvent se modifier chez un même patient.

Les signes et symptômes d'hypoglycémie sont des « signaux d'alarme » émis par le cerveau, dont l'apport en carburant (glucose) devient insuffisant.

Une hypoglycémie légère se manifeste par :
- une sensation de faim
- des nausées
- des tremblements, des étourdissements
- des sueurs « froides » (= spontanées, non liées à un effort physique)
- une brusque faiblesse
- des fourmillements dans les doigts, la bouche
- des palpitations cardiaques.

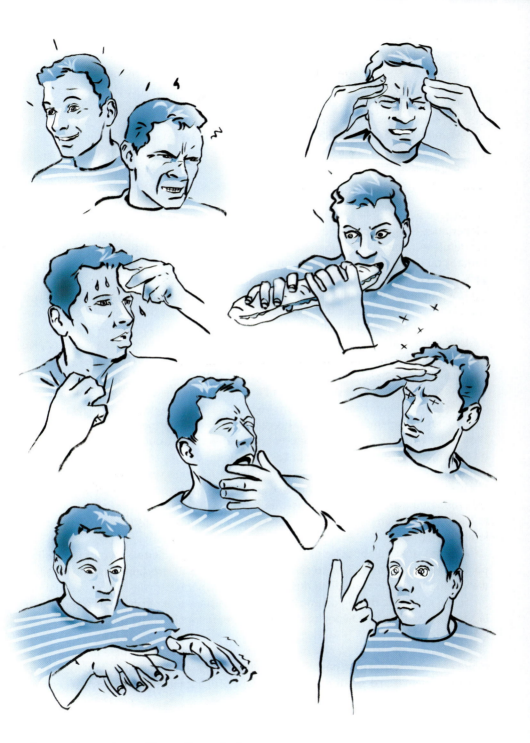

Fig. 24 : Signes et symptômes d'hypoglycémie

Si l'hypoglycémie n'est pas corrigée immédiatement, le cerveau commence à souffrir et les manifestations s'aggravent :
- maux de tête
- peine à se concentrer
- confusion mentale, troubles du comportement
- nervosité, voire même agressivité
- vision trouble (les pupilles sont exagérément dilatées)
- somnolence
- convulsions
- coma.

En général, lorsqu'elle survient la nuit, l'« hypo », croit-on, réveille la plupart des patients diabétiques. Longtemps un credo, cette notion doit être tempérée au vu des études des ces dernières années. L'hypoglycémie nocturne est fréquemment asymptomatique chez l'enfant ou l'adolescent, généralement profond dormeur : ceci s'observe dans près de 50% des cas ; elle réveillera plus volontiers un adulte plus âgé.

Une étude a montré que si la glycémie, à 22 heures, est inférieure à 6 mmol/l (110 mg/dl ou 1.1 g/l), le risque d'hypoglycémie nocturne chez les jeunes était de 80% ; au-dessus de 6.0 mmol/l, il n'était que de 12%.

Une autre étude effectuée chez l'adulte traité par multi-injections a démontré qu'avec une glycémie, à 22 heures, inférieure à 7 mmol/l (125 mg/dl, 1.25 g/l), le risque « d'hypo » nocturne était de 83% ; en dessous de 6 mmol/l, il était de 100% !

Il n'est donc pas inutile d'insister sur l'importance de mesurer sa glycémie avant le coucher : toute valeur inférieure à 6 mmol/l doit faire l'objet d'une collation « renforcée » !

On notera cependant que certains diabétiques peuvent ne plus ressentir correctement les hypoglycémies et présenter brusquement des troubles du comportement ou un coma sans signe annonciateur. Les diabétiques dans ce cas doivent surveiller très soigneusement leur traitement et orienter leur entourage sur les mesures à prendre le cas échéant. Il s'agit d'une situation de « *non perception des hypoglycémies* », particulièrement à risque, qui doit imposer un contrôle glycémique pluriquotidien régulier et l'acceptation d'un niveau glycémique moins strict que celui recommandé habituellement.

A moins qu'un diabétique ne connaisse parfaitement bien ses symptômes d'hypoglycémie, il vaut mieux, en présence de tout malaise bizarre, faire si possible immédiatement une glycémie au bout du doigt, qui, seule, permettra de clarifier la situation.

Si l'on n'a pas ce moyen diagnostique à disposition, on n'hésitera pas à considérer la situation comme une hypoglycémie et à entreprendre le traitement sans attendre. DANS LE DOUTE, IL FAUT TRAITER !

Le test d'urine ne sert à rien dans ce cas : il peut contenir du sucre (urine de première émission reflétant le passé) et, s'il est négatif pour le sucre, il ne fait que confirmer une glycémie en dessous du seuil rénal, sans pour autant en préciser le niveau exact.

3. Les causes

L'hypoglycémie est toujours la conséquence de l'un – ou de plusieurs – des six facteurs suivants :

a) excès d'insuline ou de comprimés hypoglycémiants (**sulfonylurées**, **glinides**)

b) omission d'un repas ou d'une collation (cause la plus fréquente)

c) retard important dans la prise d'aliments

d) effort physique excessif, non «couvert» par des collations supplémentaires

e) consommation d'alcool en excès, en dehors ou à la place d'un repas

f) hypoglycémie(s) antérieure(s) prédisposant à de nouvelles hypoglycémies, qui, alors, ne seront que peu ou pas ressenties (phénomène de «non perception des hypoglycémies»)

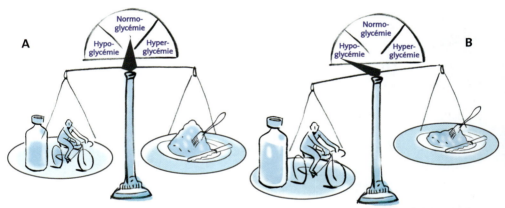

Fig. 25 : A : L'équilibre glycémique dépend d'une juste proportion entre insuline (sulfonylurées ou glinides), exercice physique et alimentation.
B : L'hypoglycémie survient lorsque cet équilibre est rompu.

L'hypoglycémie induite par les sulfonylurées peut s'installer lentement et de façon insidieuse. Elle peut durer longtemps, en raison de l'activité prolongée de certains de ces médicaments. Parfois, les traitements proposés ci-dessous peuvent ne pas suffire et l'apport de glucose par voie intraveineuse, voire même l'hospitalisation, peuvent se révéler indispensables.

4. Quand ?

Pour des raisons évidentes, l'hypoglycémie est rare après les repas ; au contraire, elle survient le plus souvent **avant** les repas ou la **nuit**. Elle se manifeste également aux heures d'action maximale de l'insuline, raison pour laquelle des collations sont, le plus souvent, introduites dans les programmes alimentaires, afin d'en prévenir l'apparition.

5. Que faire ?

Dès les premiers symptômes d'hypoglycémie, prendre sans perdre de temps, 15 g. de sucre d'absorption rapide :
- 4 morceaux de sucre (que tout diabétique traité à l'insuline, avec des sulfamidés hypoglycémiants ou des glinides doit toujours avoir avec lui), ou
- 1 1/2 à 2 dl de jus de fruits ou, mieux, de limonade **sucrée** (et **non édulcorée**)
- les patients sous inhibiteurs des alpha-glucosidases doivent se « resucrer » en cas « d'hypo » avec des tablettes de glucose pur (sucre de raisin).

Evitez les sucres d'absorption lente, tels les farineux. Le chocolat ne convient guère car son action est lente en raison des graisses qui sont mélangées aux sucres.

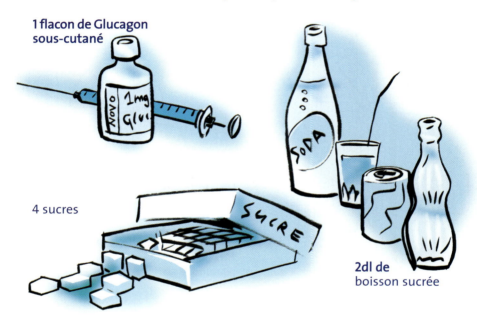

Fig. 26 : Comment corriger une hypoglycémie

Cette quantité d'hydrates de carbone suffit pour faire remonter la glycémie de 2 à 3 mmol/l environ (40 à 50 mg/dl ou 0,4-0,5 g/l) au-dessus de la glycémie critique, ceci en 10 à 15 minutes au plus ; si tel n'est pas le cas, on peut répéter sans autre ce type de collation rapide.

Ces mesures simples sont efficaces dans plus de 95% des cas.

Dès que les malaises ont disparu, ingérer une collation supplémentaire plus « lente », par exemple une tranche de pain, quelques biscottes ou biscuits...

Dans les cas graves où le malade est inconscient, il est absolument INTERDIT de lui donner quoi que ce soit à boire ou à manger (danger d'aspiration dans les bronches) !

Tout au plus peut-on, en attendant l'arrivée du médecin, placer quelques morceaux de sucre entre les joues et la mâchoire du patient.

Si l'on connaît la technique du **Glucagon*** (**et celle-ci devrait être connue des proches de tout diabétique insulinodépendant au moins**), il est préférable, dans les situations graves, d'injecter par voie sous-cutanée, un flacon de Glucagon reconstitué. Son effet est spectaculaire, le réveil du patient survenant en 5 à 10 minutes.

Mais cet effet n'est pas durable; il est important, dès que le patient a pleinement repris ses sens, qu'il mange une collation de 15 à 25 g d'hydrates de carbone.

6. Prévention

La meilleure façon de prévenir les hypoglycémies est de s'assurer que nourriture, insuline ou médicaments hypoglycémiants et exercice sont soigneusement calculés en fonction des besoins quotidiens et régulièrement distribués.

Cela implique:

a) une bonne connaissance du type d'insuline utilisée et de son mode d'action,

b) de garder à l'esprit que les sulfonylurées et les glinides peuvent entraîner une hypoglycémie,

c) une alimentation équilibrée et bien répartie dans la journée, comportant au moins trois repas et, selon les cas, deux à trois collations,

d) de ne pas retarder ou sauter un repas ou une collation,

e) de respecter le dosage des médicaments hypoglycémiants,

f) une mesure soigneuse des doses d'insuline prélevées, un contrôle avant l'injection,

g) des collations supplémentaires, chaque heure, en cas d'exercice physique inhabituel, associées ou non à une réduction des doses de sulfonylurées, de glinides ou d'insuline (voir ci-dessous),

h) d'éviter l'alcool à jeun ou même en excès lors d'un repas,

i) une mesure régulière de vos glycémies si vous pratiquez cette méthode de contrôle.

> Avant de prendre le volant: vérifiez non seulement le niveau d'essence mais aussi celui de votre glycémie qui devrait être entre 5-7 mmol/l.

Pour prévenir des hypoglycémies qui peuvent être sévères lors de *sport* ou *d'exercices physiques inhabituels*, observez les règles suivantes :

a) patients traités par sulfonylurées et glinides

1. **Sport de courte durée** (une à deux heures) :
   ne rien changer aux médicaments, prendre avant l'exercice et chaque heure durant celui-ci : 20 à 80 g d'hydrates de carbone (50% sous forme d'hydrates à absorption « rapide » – jus de fruit, chocolat, sucre – et 50% sous forme d'hydrates à absorption « lente » – pain, fruits –) suivant le *type et l'intensité* du sport pratiqué ; à la fin de l'exercice physique, il faut également prendre une collation. Ne pas oublier de boire suffisamment, afin d'éviter la déshydratation.

2. **Sport de longue durée** (une demi à une journée) :
   diminuer la dose des médicaments de moitié, voire même les supprimer. Prendre également des boissons en suffisance et des hydrates de carbone, en moyenne 30 à 40 g/heure, peut-être même davantage pour des efforts très pénibles. Souvenez-vous que l'effet hypoglycémiant de l'effort physique ne s'arrête pas avec l'arrêt de celui-ci, mais qu'il peut se prolonger pendant plusieurs heures, jusqu'à 6 à 12 heures après la fin de l'effort !

b) patients traités à l'insuline

1. **Sport de courte durée** (une à deux heures) :
   le plus souvent, ne rien changer à la dose d'insuline. Prendre avant l'exercice et chaque heure durant celui-ci : 20 à 80 g d'hydrates de carbone (50% sous forme d'hydrates à absorption « rapide » – jus de fruit chocolat, sucre – et 50% sous forme d'hydrates à absorption « lente » – pain, fruits –) suivant le type et l'intensité du sport pratiqué ; à la fin de l'exercice physique, il faut également prendre une collation. Ne pas oublier de boire suffisamment, afin d'éviter la déshydratation.

2. **Sport de longue durée** (une demi à une journée) :
   réduire la dose d'insuline agissant principalement sur la période de la journée où s'effectue l'effort physique soutenu, d'environ 20 à 40% selon les cas. Prendre également des boissons en suffisance et des hydrates de carbone, en moyenne 30 à 40 g/heure, peut-être même davantage pour des efforts très pénibles. Souvenez-vous que l'effet hypoglycémiant de l'effort physique ne s'arrête pas avec l'arrêt de celui-ci, mais qu'il peut se prolonger pendant plusieurs heures, jusqu'à 6 à 12 heures après la fin de l'effort !

Il est fondamental, dans tous les cas, de tester sa glycémie avant, si possible pendant et après l'effort physique, afin de déterminer si la quantité d'hydrates de carbone des collations consommées était adéquate.

Remarques importantes :

Il arrive que les hypoglycémies nocturnes ne soient pas ressenties par le patient. Dans certains cas, la glycémie sera basse le matin au réveil et l'ajustement, à la baisse, de la dose d'insuline du soir s'imposera.

Dans d'autres cas, l'organisme met en action le système de régulation destiné à combattre l'hypoglycémie et le diabétique se réveillera avec une glycémie plus élevée. Cette *hyperglycémie de rebond*, qui suit une hypoglycémie, est appelée **effet Somogyi**. L'hyperglycémie par effet Somogyi est modeste : moins de 2 mmol/l au-dessus des glycémies habituelles du réveil.

Dans ce cas, le diabétique qui soupçonne ce phénomène, doit mesurer sa glycémie entre 2 et 3 heures du matin afin de mettre en évidence l'hypoglycémie et ajuster sa dose d'insuline du soir *à la baisse*.

Cette situation est à distinguer du **phénomène de l'aube**, qui est une élévation de la glycémie en fin de nuit, non précédée d'une hypoglycémie. La cause en est l'action exagérée de certaines hormones hyperglycémiantes sécrétées la nuit (hormone de croissance, cortisol). Le traitement n'est pas toujours facile, car augmenter la dose d'insuline du soir peut entraîner une hypoglycémie nocturne ! Il faut parfois déplacer l'heure de l'injection (plus tard) ou changer d'insuline (en choisissant une insuline à action plus longue pour couvrir la fin de la nuit).

7. Résumé pour le lecteur pressé

HYPOGLYCEMIE = glycémie anormalement basse (chez le sujet non diabétique en dessous de 2.8 mmol/l); en pratique, en dessous de 4 mmol/l chez les diabétiques[1].

Qui peut en souffrir :

Patients traités à l'INSULINE, avec des SULFONYLUREES ou des GLINIDES.

Causes :

- excès d'insuline, de sulfonylurées ou de glinides
- omission de repas ou de collation
- effort physique inhabituel
- excès d'alcool
- hypoglycémie(s) antérieure(s)

Symptômes :
= souffrance des cellules nerveuses qui manquent de carburant (sucre) :

- faim
- tremblements, étourdissement
- sueurs froides
- fourmillements dans les doigts, dans les lèvres
- palpitations cardiaques
- maux de tête
- troubles du comportement
- agressivité
- vision trouble
- somnolence
- convulsions
- coma.

Ces symptômes sont en général d'APPARITION RAPIDE ! (minutes).

DANS LE DOUTE, IL FAUT TRAITER,
ET DES QUE LA GLYCEMIE EST INFERIEURE A 4 MMOL/L !

---

[1] 2,8 mmol/l = 50 mg/dl = 0,5 g/l
4 mmol/l = 72 mg/dl = 0,72 g/l

8. Testez vos connaissances

1. L'hypoglycémie est : (une réponse exacte)
       a) une glycémie trop haute
       b) une glycémie trop basse
       c) ressentie de la même façon par tous les diabétiques
       d) n'arrive que chez des patients traités à l'insuline.

2. Les signes en sont : (5 réponses exactes)
       a) des sueurs froides
       b) une soif importante
       c) de la nervosité et des tremblements
       d) des urines contenant beaucoup d'acétone
       e) un changement brusque de caractère
       f) une faim
       g) un amaigrissement
       h) des vomissements
       i) des maux de tête.

3. Les causes en sont : (3 réponses exactes)
       a) trop d'insuline et d'aliments
       b) pas assez d'insuline et d'aliments
       c) trop d'insuline et/ou d'effort physique
       d) des boissons trop abondantes
       e) trop de sulfonylurées
       f) sauter un repas ou une collation.

4. Traitement : (3 réponses exactes)
       a) manger dès les premiers symptômes une tartine beurrée
       b) boire un jus de fruits (2 dl)
       c) boire un litre de limonade
       d) prendre 4 sucres et attendre le repas suivant
       e) prendre 15 g de sucre et une collation
       f) ne pas prendre d'hydrates de carbone mais s'injecter un mg de Glucagon (un flacon)
       g) injecter un flacon de Glucagon sous-cutané seulement si le diabétique a perdu connaissance
       h) donner une boisson très sucrée même si le diabétique est inconscient ou presque.

Réponses justes :
    1 : b
    2 : a, c, e, f, i
    3 : c, e, f
    4 : b, e, g

CHAPITRE 6

Le diabète décompensé

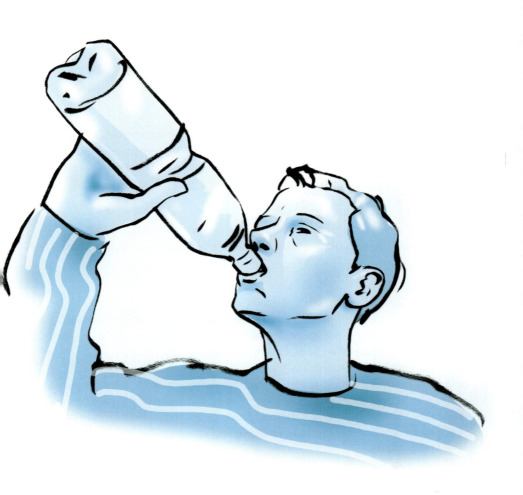

1. Introduction

L'**hyperglycémie**, ou **excès de sucre dans le sang**, est plus fréquente que l'hypoglycémie. Aucun diabétique ne peut échapper au fait que certaines de ses glycémies, notamment une à deux heures après un repas, soient trop élevées, ceci quel que soit le traitement en cours. Actuellement, on accorde de plus en plus d'importance à l'hyperglycémie «*postprandiale précoce*» (vague glycémique des deux premières heures suivant le *début* d'un repas); on estime que ces périodes «sucrées» répétées dans la journée jouent un rôle non négligeable dans la genèse des complications diabétiques (voir chapitre 7).

Cependant, ce n'est que si l'hyperglycémie est permanente que le diabète, très mal équilibré, peut se décompenser et conduire à l'**acidocétose** ou au **coma hyperosmolaire**.

2. Décompensation acidocétosique

Cette décompensation est d'installation plus ou moins rapide, de l'ordre de un à trois jours suivant les causes déclenchantes. Laissée sans traitement, elle évoluera vers le coma. Elle touche principalement, mais pas exclusivement, les diabétiques traités à l'insuline.

2.1 LES CAUSES

Les causes de l'hyperglycémie et de la décompensation acidocétosique sont de trois ordres:

a) Erreur de traitement:
- excès alimentaires répétés et constants
- dosage insuffisant de l'insuline ou des médicaments antidiabétiques (oubli, arrêt volontaire, erreur de dosage, anomalie de fonctionnement de stylos, insuline périmée ou exposée à la chaleur, au froid extrême)
- médicaments faisant monter la glycémie
- mauvais fonctionnement d'une *pompe à insuline* ou débit interrompu par un cathéter obstrué. L'utilisation, dans les pompes, d'insuline ultrarapide (Humalog®, NovoRapid®) dont la durée d'action est brève, peut conduire, dans ces cas-là, à une décompensation acidocétosique en quelques heures.

b) Agression physique:
- fièvre, grippe, infections diverses, accident, opérations, etc.

c) Agression psychique grave:
- deuil, problèmes familiaux ou professionnels, etc.

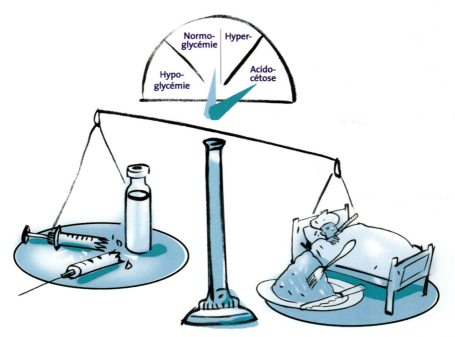

Fig. 27 : Déséquilibre entraîné par la maladie, certains excès alimentaires ou un traitement inadéquat

Toutes ces situations ont en commun soit une carence relative ou absolue d'insuline, soit des besoins accrus en insuline, non couverts par la production propre de l'organisme ou l'apport externe. Cette carence en insuline provoque deux effets qui sont mesurables : tout d'abord la *glycémie* ne cesse de s'élever, ce qui entraîne un *passage de sucre dans les urines* (effet de « trop-plein ») ; celles-ci deviennent alors abondantes. Ce faisant, l'organisme se déshydrate et les diabétiques, à ce stade, ressentent une **soif intense**.

Ensuite, l'insuffisance en insuline rend le passage du glucose dans les tissus très difficile, d'où manque important de combustible, donc d'énergie. Le corps utilise alors les graisses (tissu adipeux) comme source d'énergie de remplacement, ce qui entraîne un **amaigrissement**. L'utilisation des graisses produit des « déchets » appelés *corps cétoniques* ou *acétone*. Ce sont des substances toxiques acidifiant le sang du malade, d'où le terme «**acidocétose**», et mettant sa vie en danger.

2.2 SYMPTÔMES ET SIGNES

En cas d'hyperglycémie d'une certaine durée et surtout si elle va s'aggravant, on observera :
a) des urines fréquentes et abondantes
b) une déshydratation (langue sèche)
c) une soif importante
d) un amaigrissement
e) une faim intense
f) une fatigue de plus en plus prononcée
g) des nausées, des vomissements
h) une somnolence progressive pouvant aller jusqu'au coma.

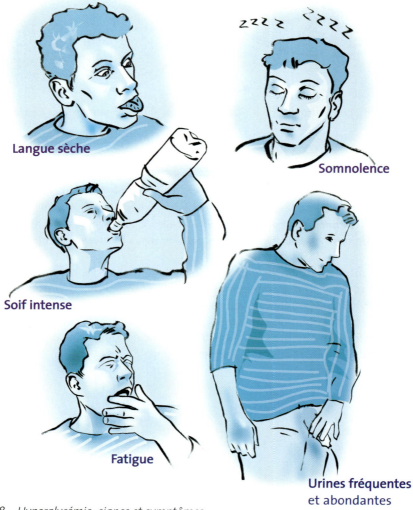

Fig. 28 : Hyperglycémie : signes et symptômes

Les signes **objectifs** de cette **décompensation** sont :
- des urines riches en **glucose** et en **acétone**,
- une glycémie très élevée : 15 à 20 mmol/l (270 à 360 gl/dl ou 2,7 à 3,6 g/l) ou davantage.

N.B. Certains enfants, dont le seuil rénal est très bas, peuvent ne présenter qu'une hyperglycémie «modérée» avec acétonurie ; cela est dû à l'énorme fuite urinaire de glucose. La situation n'en est pas moins sévère.

2.3 TRAITEMENT

Si le diabétique présente certains symptômes décrits ci-dessus, associés à du sucre et à de l'acétone en abondance dans ses urines, il a *obligatoirement besoin d'insuline d'action rapide/ultrarapide* pour combattre cette décompensation.

Ceux qui n'ont pas d'insuline de ce type à disposition ne pourront donc pas appliquer les schémas de traitement proposés ci-dessous. Ils devront obligatoirement faire appel à leur médecin ou à l'hôpital le plus proche.

Schématiquement :

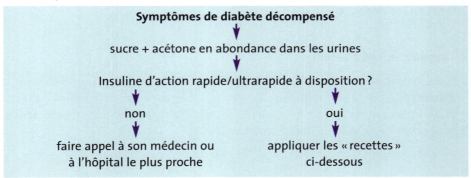

ATTITUDE A OBSERVER EN CAS DE DIABETE DECOMPENSE

1) Patients traités par de l'insuline associée au régime :

Aujourd'hui, quasiment tous les diabétiques de type 1 et la plupart des diabétiques de type 2 estiment leur contrôle métabolique grâce à la mesure de la *glycémie* plutôt qu'à celle de la *glucosurie*.

La mesure du sucre urinaire ne donne qu'une idée très imparfaite de la glycémie réelle et n'est, tout au plus, qu'un moindre mal chez les patients refusant obstinément de se piquer régulièrement le bout du doigt.

Le test d'urine garde cependant une indication et une valeur bien précises : en cas de maladie ou de «situation de stress» (voir ch. 2.1. p. 85), l'examen d'urine permet seul de reconnaître, non seulement la présence d'une glucosurie importante, mais l'existence d'une *acétonurie*, dont l'importance signera la gravité de la situation et déterminera les mesures thérapeutiques à adopter.

Certains lecteurs de glycémie peuvent également doser l'acétone.

Règles de sécurité en cas de maladie
(diabète insulino-traité)

Une maladie peut entraîner une décompensation de votre diabète et ceci est particulièrement le cas si vous vomissez, si vous avez de la diarrhée ou de la fièvre.

1. **N'arrêtez jamais votre insuline !**

    Vous ne devez *jamais interrompre vos injections habituelles d'insuline*. Il peut même être nécessaire d'augmenter vos doses.

2. **Augmentez la fréquence de vos contrôles**

    En cas de maladie, il est habituel que la glycémie s'élève à des valeurs plus élevées qu'à l'ordinaire. Dans ces conditions, la mesure répétée de la glycémie vous donne des informations vitales. Il est capital que vous testiez vos glycémies toutes les 2 ou 3 heures. **Testez également vos urines à la recherche d'acétone et si le résultat est positif** (2-3-4 croix ou 4-8-16 mmol/l), **appelez immédiatement votre médecin; appelez-le également en cas de doute.**

3. **Appelez immédiatement**

    > Si vous vomissez avec 2-3-4 croix d'acétone dans vos urines, vous devez appeler immédiatement votre médecin. Si cela n'est pas possible, allez immédiatement à l'hôpital le plus proche. Si vous avez eu un contact avec votre médecin, assurez-vous qu'il y aura un suivi immédiat de votre situation.

4. **Ajustement des doses d'insuline**

    En fonction des résultats de vos tests, il peut être nécessaire de prendre des suppléments d'insuline d'action rapide toutes les 4 heures (ultrarapide toutes les 3 heures). Ci-dessous, vous trouverez des directives sur la façon d'ajuster votre insuline. Ces doses peuvent, dans certains cas, être individualisées. N'oubliez en aucun cas de retester votre glycémie après 3-4 heures et d'**injecter vos doses d'insuline selon le schéma proposé ci-après** :

    S'IL N'Y A PAS D'ACETONE DANS VOS URINES

5 - 9 mmol/l :	pas de supplément d'insuline
10 - 14 mmol/l :	2 unités supplémentaires d'insuline d'action rapide/ultrarapide
15 - 19 mmol/l :	4 unités supplémentaires d'insuline d'action rapide/ultrarapide
20 - 25 mmol/l :	6 unités supplémentaires d'insuline d'action rapide/ultrarapide
plus de 25 mmol/l :	injectez 8 unités d'insuline d'action rapide/ultrarapide, **appelez immédiatement votre médecin**

S'IL Y A DE L'ACETONE DANS VOS URINES ET SI LA GLYCEMIE EST SUPERIEURE A 10 MMOL/L

- Prenez en plus 10 unités d'insuline d'action rapide/ultrarapide pour 2 croix (4 mmol/l) d'acétone
- Prenez en plus 15 unités d'insuline d'action rapide/ultrarapide pour 3 ou 4 croix (8-16 mmol/l) d'acétone
- **Appelez immédiatement votre médecin**

5. Aliments et boissons

Dans la mesure du possible, essayez de poursuivre votre plan alimentaire habituel. Si vous ne pouvez manger, prenez vos aliments sous une forme liquide : thé sucré (50 g de sucre dans 1 litre de thé), ou d'autres liquides contenant du sucre, comme par exemple des sodas ou des limonades (50 g de sucre correspond habituellement à 1/2 litre de coca-cola, de limonade ou jus de fruits). *Si vos glycémies dépassent 14 à 15 mmol/l avec glucosurie et acétonurie importantes, évitez les boissons sucrées*, qui de toute façon ne sont pas assimilées.

6. Restez à la maison !

N'oubliez pas que l'effort physique, s'il est sain en cas de diabète normalement équilibré, est *formellement interdit* lorsqu'il y a hyperglycémie **et** acétonurie.

Dans ce cas, tout exercice musculaire ne ferait qu'*accélérer* et *aggraver* la décompensation, en augmentant la combustion des graisses, donc la production des corps cétoniques toxiques !

2) Patients non traités à l'insuline :

DIABÈTE DÉCOMPENSÉ : CONSIGNES DE SÉCURITÉ
(diabète type 2)

Votre diabète est décompensé lorsque :

■ La glycémie à jeun est supérieure à 15 mmol/l pendant 2 jours

Les signes d'un diabète décompensé sont :

■ Urines fréquentes et abondantes, langue sèche, soif, fatigue, somnolence

---

Si votre diabète est décompensé, vous devez :

■ Augmenter la fréquence des glycémies : au moins 3 à 4 fois/jour
■ Contrôler vos urines : rechercher le sucre et l'*acétone*
■ Continuer à prendre vos médicaments pour le diabète
■ Prendre vos glucides sous forme de repas légers
■ Boire abondamment (eau, bouillon, tisanes)
■ Rester à la maison

Si vous vomissez
ou
si vous avez de la fièvre
ou
s'il y a de l'acétone dans vos urines :

APPELEZ IMMÉDIATEMENT VOTRE MÉDECIN

Si les résultats des contrôles ne s'améliorent pas
dans les 24 heures :

APPELEZ IMMÉDIATEMENT VOTRE MÉDECIN

**APPELEZ AUSSI VOTRE MÉDECIN
EN CAS DE DOUTE**

N'oubliez pas que l'effort physique, s'il est sain en cas de diabète normalement équilibré, est *formellement interdit* lorsqu'il y a hyperglycémie **et** *acétonurie*.

Dans ce cas, tout exercice musculaire ne ferait qu'*accélérer* et *aggraver* la décompensation, en augmentant la combustion des graisses, donc la production des corps cétoniques toxiques !

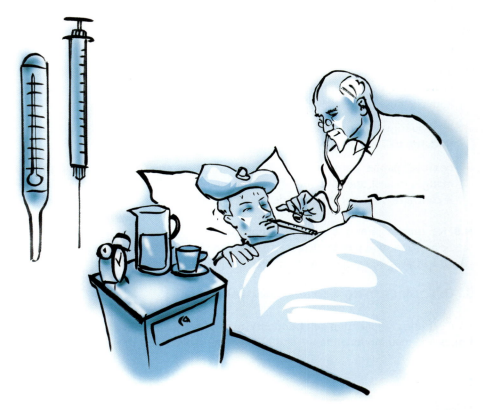

Fig. 29 : Principes du traitement de la décompensation diabétique : repos au lit, boissons abondantes, suppléments d'insuline, surveillance médicale.

2.4 PRÉVENTION

La meilleure façon d'éviter un tel « dérapage » du diabète est de maintenir un œil ouvert et vigilant sur le traitement quotidien :

- éviter absolument les excès alimentaires,
- ne jamais omettre les injections d'insuline ou les médicaments antidiabétiques,
- modifier éventuellement le programme d'insuline, après discussion avec votre médecin, lors de repas inhabituellement abondants ou, au contraire, de régime amaigrissant d'introduction récente. Les fantaisies non planifiées sont toujours source de déséquilibre,
- tester régulièrement votre glycémie capillaire,

- toujours rechercher l'acétone si la glucosurie est à 1% ou davantage,
- toujours rechercher l'acétone dans l'urine si vos glycémies échappent au contrôle et sont supérieures à 14-15 mmol/l (250-270 mg/dl ou 2.5-2.7 g/l)
- durant toute maladie ou situation de stress grave, n'oubliez pas que les besoins en insuline augmentent : prenez un peu plus d'insuline et contrôlez la justesse de votre nouvelle dose par des glycémies répétées,
- les diabétiques non traités à l'insuline feront appel à leur médecin pour ajuster le traitement,
- ne croyez jamais, parce que vous êtes malade et avez peu d'appétit (donc que vous mangez moins), que vous aurez besoin de moins d'insuline. Non, c'est généralement le contraire, vous aurez besoin de *davantage* d'insuline.

N.B. Ne prenez jamais d'insuline supplémentaire si les urines montrent un peu d'acétone, mais **pas de sucre**! cette situation signifie que vous n'avez pas reçu assez d'hydrates de carbone ; revoyez votre programme alimentaire.

3. DÉCOMPENSATION HYPEROSMOLAIRE

C'est une complication peu fréquente, mais grave, qui se rencontre chez les diabétiques non insulinodépendants, plus âgés, en général au-delà de 50 à 60 ans.

3.1 LES CAUSES

Elles sont de trois ordres :
a) *Erreur de traitement :*

- arrêt des médicaments antidiabétiques
- emploi de médicaments pouvant élever la glycémie
  (diurétiques, cortisone ou dérivés, bêta-bloquants, etc.)
- programme alimentaire inadéquat.

b) *Maladies aiguës surajoutées au diabète :*

- infarctus du myocarde
- attaque cérébrale (**ictus***)
- infections
- accidents, fractures
- opération chirurgicale.

c) *Baisse de la sensation de soif chez la personne âgée.*

3.2 MÉCANISME

Dans cette situation, la sécrétion d'insuline, tout juste suffisante pour freiner une production importante d'acétone, est tout à fait insuffisante pour faire pénétrer le glucose à l'intérieur des cellules.

L'hyperglycémie devient alors extrêmement sévère et le sang devient de plus en plus visqueux, comme une solution saturée en sucre (p. ex. sirop). C'est ce qu'on entend par « hyperosmolaire ».

3.3 SYMPTÔMES ET SIGNES

Ils ne sont pas aussi manifestes que ceux dus à l'acidocétose, en raison de l'installation généralement lente de cette décompensation. Il s'agit de : fatigue, malaise général, souvent avec fièvre (en cas d'infection), chute de la tension artérielle, etc., le tout aboutissant finalement au coma.

> Tout diabétique âgé devrait, dès lors, consulter son médecin en cas de malaise inexpliqué.

Les *signes objectifs* sont la présence d'une urine riche en sucre avec peu ou pas d'acétone et une glycémie très élevée pouvant dépasser 25-30 mmol/l (450-540 mg/dl, 4.5 à 5.4 g/l) !

3.4 LE TRAITEMENT

Il est hospitalier, car il implique en général la mise en place de perfusions intraveineuses destinées à réhydrater le patient et à entreprendre le traitement de la maladie aiguë génératrice de la décompensation.

3.5 LA PRÉVENTION

Les conseils donnés précédemment sont également valables ici :

- respect du programme alimentaire
- ne pas oublier les médicaments antidiabétiques
- tester régulièrement les urines en *s'inquiétant de la persistance d'une glucosurie*, dès lors que la glycémie dépasse 20 mmol/l (360 mg/dl, 3.6 g/l).
- boire suffisamment et régulièrement
- consulter son médecin en cas de maladie, même si elle ne semble pas grave de prime abord.

4. Résumé pour le lecteur pressé

Diabète décompensé :

Il y a deux situations :

1) Acidocétose (diabète type 1 ou type 2 insulinotraité)

Causes :
   a) Erreur de traitement :
      - excès alimentaires répétés et constants
      - dosage insuffisant de l'insuline ou des mécicaments antidiabétiques
      - médicaments faisant monter la glycémie
   b) Agression physique :
      - fièvre, grippe, infections diverses
      - accident, opération
      - infarctus du myocarde, etc.
   c) Agression psychique grave

Symptômes : ils sont liés à l'augmentation excessive du sucre sanguin et de l'acétone, qui vont se déverser dans l'urine
   - urines fréquentes et abondantes
   - déshydratation
   - soif et faim importantes
   - amaigrissement
   - fatigue
   - nausées, vomissements
   - somnolence
   - coma

Diagnostic :
   urines riches en sucre et en acétone, glycémies dépassant généralement 15 mmol/l

Traitement :
   supplément d'insuline d'action rapide/ultrarapide selon un schéma préétabli

N.B.[1] : si vous n'avez pas d'insuline d'action rapide/ultrarapide, appelez votre médecin ou l'hôpital le plus proche
N.B.[2] : le diabétique décompensé (hyperglycémie, acétone et sucre dans l'urine) ne doit pas faire d'effort physique, car il va aggraver son acidocétose

L'acidocétose est un phénomène d'APPARITION plutôt LENTE : quelques heures à quelques jours, suivant les cas ; ainsi, l'arrêt volontaire de l'insulinothérapie peut conduire à un état d'acidocétose en quelques heures déjà !

2) Décompensation hyperosmolaire (diabète de type 2, généralement chez une personne âgée ou en cas de diabète non diagnostiqué)

Causes: voir ci-dessus
L'absence de sensation de soif favorise l'apparition de la décompensation hyperosmolaire.

Symptômes:
- fatigue
- malaise général
- fièvre
- coma

Diagnostic: glycémie très élevée, sucre en abondance dans les urines, avec peu ou pas d'acétone.

Traitement:
hospitalisation!

Prévention:
chez tout diabétique non insulinodépendant, se forcer à boire beaucoup en cas de maladie; consulter son médecin.

La décompensation hyperosmolaire est un phénomène d'APPARITION LENTE (jours).

5. Testez vos connaissances

1. Le coma hyperosmolaire : (3 réponses exactes)
    a) s'installe plus lentement et plus insidieusement que le coma hypoglycémique
    b) est toujours accompagné par une acétonurie importante, même chez les gens âgés
    c) est dû à un excès d'insuline et d'aliments
    d) est souvent provoqué par l'alcool
    e) est généralement causé par une maladie intercurrente ou tout autre stress grave
    f) est favorisé par l'absence de sensation de soif chez la personne âgée

2. La décompensation acidocétosique se manifeste par : (4 réponses exactes)
    a) une soif importante, des urines abondantes
    b) des urines contenant beaucoup d'acétone, peu ou pas de sucre
    c) une glucosurie et une acétonurie importantes
    d) une fatigue, des nausées et des vomissements
    e) des tremblements et des sueurs froides
    f) une somnolence progressive
    g) une faim vorace

3. Que faire en cas de décompensation acidocétosique ? (2 réponses exactes)
    a) faire du sport, car l'exercice physique améliore l'équilibre glycémique
    b) boire beaucoup, surtout des boissons sucrées
    c) boire beaucoup, d'abord des boissons légèrement salées ou des potages clairs
    d) diminuer l'insuline ou arrêter ses médicaments antidiabétiques, car l'on ne mange presque pas
    e) prendre des suppléments d'insuline « lente » ou « intermédiaire »
    f) prendre des suppléments d'insuline « rapide » à raison de 4 U toutes les 4 heures
    g) prendre des suppléments d'insuline « rapide » ordinaire toutes les 4 heures ou d'insuline « ultrarapide » toutes les 3 heures (Humalog®, NovoRapid®) selon la glycémie et suivant un schéma pré-établi

4. Si vous êtes malade, que devez-vous faire du point de vue diététique ?
(une seule réponse juste)
    a) ne pas prendre vos médicaments (comprimés ou insuline) et ne rien manger
    b) prendre des tisanes sans sucre, des bouillons ainsi que vos médicaments
    c) prendre vos hydrates de carbone sous forme de repas légers et répétés ainsi que vos médicaments (comprimés ou insuline)

5. Question destinée aux patients NON TRAITÉS à l'insuline

Depuis le 1er février, vous avez la grippe avec 38°C de température, vous avez pris régulièrement vos médicaments, vos tests d'urine et vos glycémies sont donnés ci-après. Quelle décision prenez-vous le matin du 3 ?

Mois de février 20..

Date	Glucosurie				Acétone	Glycémies				Traitement		
	à jeun	2 h. après petit déjeuner	2 h. après repas midi	2 h. après repas soir		à jeun	2 h. après petit déjeuner	2 h. après repas midi	2 h. après repas soir	Matin	Midi	Soir
1	0	1/2%	3/4%	1%	0	9.5	13.7	14.0	15.8	D		D
2	1%	2%	2%	2%	5-15	13.1	17.8	15.9	18.4	D		D
3	2%				40-80	18.8				?		
4												

D = Daonil

    a) je vais faire de la course à pied
    b) j'appelle le médecin
    c) je double la dose de mon médicament antidiabétique
    d) je continue mon traitement comme d'habitude

6.1 Question destinée aux patients TRAITÉS à l'insuline

Vous prenez deux injections/jour, d'un mélange 30/70 (p. ex. Mixtard-30, Huminsulin Profil III ou Umuline Profil 30), vos glycémies et/ou tests d'urine sont jugés « bons ».

Depuis le 3 au matin, vous avez 38°C, la grippe, vos tests d'urine et vos glycémies sont donnés ci-après :

Mois de février 20..

Date	Glucosurie/Acétonurie			Glycémies			Insuline (Unités)		Remarques
	Matin	Midi	Soir	Matin	Midi	Soir	Matin	Soir	
1				7.4	6.0	6.8	24	18	Etat normal
2				8.0	9.1	12.0	24	18	Malaise, frissons
3	1%/T	2%/40		14.3	18.8		24		Frissons, toux, fièvre 38°C

T = trace

Quelle décision prenez-vous à midi ?
    a) boire de la limonade
    b) arrêter de manger

c) appeler le médecin
d) prendre un supplément d'insuline d' action rapide/ultrarapide (10 unités)
e) aller faire une promenade pour faire baisser la glycémie
f) baisser les doses d'insuline

6.2 Le lendemain à midi, la fièvre persiste, vous avez des nausées, vos tests sont donnés ci-après :

Mois de février 20..

Date	Glucosurie/Acétonurie			Glycémies			Insuline (Unités)		Remarques
	Matin	Midi	Soir	Matin	Midi	Soir	Matin	Soir	
4	2%/ 80	2%/ 80-160		15.9	20.4		32		Fièvre 38.5°C, nausées, inappétence

Quelles décisions prenez-vous le 4 à midi ?
    a) rappeler le médecin
    b) arrêter de manger
    c) prendre un supplément d'insuline d'action rapide à raison de 15 unités, toutes les 4 heures (ou ultrarapide, toutes les 3 heures)
    d) prendre 20% de votre insuline habituelle en plus.

Réponses justes :   1 : a, e, f
                   2 : a, c, d, f
                   3 : c, g
                   4 : c
                   5 : b
                 6.1 : c, d
                 6.2 : a, c

Chapitre 7

Complications à long terme

Le sablier de la vie

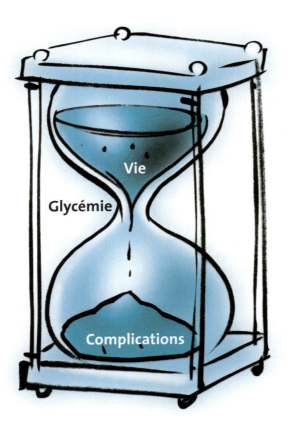

« Le silence avant la tempête »

1. Introduction

Les complications diabétiques à long terme, dites également « chroniques », surviennent après plusieurs années de diabète en général **mal équilibré**; certaines d'entre elles peuvent apparaître rapidement (les neuropathies), alors que d'autres n'apparaîtront qu'après cinq à dix ans (la rétinopathie) ou plus de quinze ans (la néphropathie).

Ces complications sont généralement le résultat de perturbations métaboliques multiples, dont la principale est l'**hyperglycémie chronique** non corrigée. Dans la génèse de la *néphropathie* diabétique, l'hypertension artérielle, même modeste, joue un rôle déterminant. De même, la néphropathie est nettement plus fréquente chez les diabétiques dont l'un ou les deux parent(s) est/sont hypertendus.

Ces complications sont responsables de la **morbidité*** plus grande des diabétiques et d'une **longévité** légèrement plus faible que celle de la population non diabétique.

La prévention générale des complications passe par le maintien d'une glycémie la plus proche de la norme possible.

Les données récentes de la littérature médicale démontrent en effet que seul un diabète bien équilibré permet de minimiser et de retarder les complications. Deux grandes études multicentriques (impliquant de nombreux centres spécialisés) ont démontré, de manière certaine, qu'un excellent contrôle glycémique, maintenu sur plusieurs années, permettait de réduire considérablement la survenue de ces complications ou d'en retarder significativement l'évolution (aggravation).

La première, abrégée par le sigle DCCT, a comparé, chez les diabétiques de *type 1*, l'effet d'un traitement *intensifié* (multiples injections d'insuline ou pompe à insuline, autocontrôle glycémique pluriquotidien, visites médicales et diététiques mensuelles, etc.) par rapport à un traitement conventionnel (une à deux injections par jour, autocontrôle irrégulier, visites trimestrielles). Le 1er groupe avait, après plusieurs années de suivi médical, une hémoglobine glyquée A$_1$c d'environ 7%, l'autre groupe d'environ 9%. Cette différence de 2% permit au premier groupe de réduire de 50 - 70% le risque de complications (rétinopathie, neuropathie, néphropathie).

L'autre étude, appelée UKPDS, s'est adressée aux diabétiques de *type 2*. Ici également, les sujets « bien équilibrés » (HbA$_1$c en moyenne de 7%), présentaient une réduction significative de la fréquence des complications. Par contre, le risque de **macroangiopathie*** n'était pas significativement amélioré, sauf si la pression artérielle des sujets était abaissée !

C'est sur la base de ces observations que l'approche thérapeutique intensifiée du diabète est devenue la règle dans tous les centres spécialisés et parmi les diabétologues. Un grand effort est fait également pour que les médecins praticiens non spécialisés, qui voient près de 80 - 90% des diabétiques de type 2, intègrent dans leur pratique cette « philosophie nouvelle » d'une *prise en charge intensive* du traitement diabétique.

Cela s'est traduit par la mise à disposition des diabétiques de moyens de contrôle et de traitements nouveaux et par des efforts éducatifs importants leur permettant de devenir des partenaires très actifs dans la gestion de leur maladie.

Cette philosophie médicale, partagée par la plupart des spécialistes à travers le monde, est celle des auteurs.

2. COMPLICATIONS OCULAIRES

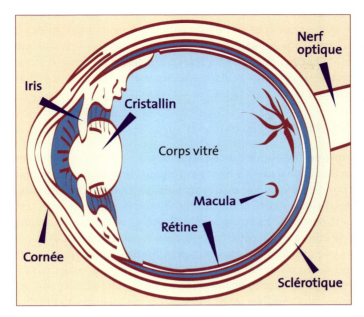

Fig. 30 : Schéma d'un œil normal :
cornée *(partie transparente de l'œil);* **iris** *(diaphragme);* **cristallin** *(lentille optique);* **macula** *(zone de vision maximum);* **rétine** *(couche photo-sensible, contenant toutes les cellules nerveuses sensibles à la lumière);* **sclérotique** *(enveloppe fibreuse de l'œil; c'est le «blanc» de l'œil);* **nerf optique** *(nerf conduisant au cerveau l'influx nerveux);* **corps vitré** *(gelée occupant l'espace situé en arrière du cristallin).*

2.1 LA CATARACTE

C'est l'opacification du cristallin, la lentille optique de l'œil; elle est plus fréquente et plus précoce chez les diabétiques que dans la population non diabétique. Elle se manifeste par un **flou** visuel, parfois par des reflets gênants, lorsque la lumière est vive (**photophobie***).

Cette atteinte est réversible, en début de maladie, par un équilibre parfait du diabète. Dans le cas d'une cataracte avancée, seule la chirurgie (extraction du cristallin, avec implant d'une lentille artificielle) peut rétablir une vision normale.

Il ne faut pas confondre cet état avec la vision floue due à un déséquilibre temporaire de la glycémie, entraînant une accumulation d'eau, de **sorbitol*** et d'autres sucres dans le cristallin, dont les propriétés optiques sont altérées temporairement. Ce désagrément disparaît en quelques semaines de bon équilibre diabétique. Il en est de même lors de fluctuations importantes de la glycémie sur une courte période.

2.2 LE GLAUCOME

C'est l'augmentation de la *pression à l'intérieur de l'œil* ; il est à peine plus fréquent chez les diabétiques que chez les non-diabétiques. Il peut notamment survenir lorsque de nouveaux petits vaisseaux sanguins anormaux envahissent l'**iris**, entraînant ainsi des troubles de la circulation des liquides à l'intérieur de l'œil. Le glaucome est souvent responsable de douleurs oculaires plus ou moins intenses et de baisse de la vue. Mal soigné, il peut conduire à la cécité.

2.3 LA RÉTINOPATHIE DIABÉTIQUE

La rétinopathie diabétique est une atteinte propre au diabète et se développe après plusieurs années de maladie. Ce n'est pas toujours une complication grave : d'une part parce que tout diabétique doit ou devrait subir un examen ophtalmologique régulier, ce qui permet de reconnaître et de traiter précocement, si nécessaire, certaines lésions, et, d'autre part, parce que les nouvelles possibilités thérapeutiques ont, depuis plusieurs années, modifié le cours de cette complication redoutée et redoutable.

On distingue une forme légère, **non proliférative**, caractérisée par la présence de petites hémorragies rondes et de fuites de liquide et de graisse dans la rétine et une forme grave, survenant après de nombreuses années de diabète mal équilibré, appelée rétinopathie **proliférative**, caractérisée par l'envahissement et la destruction de la rétine par des vaisseaux sanguins anormaux nouvellement formés et par des cicatrices fibreuses. (voir chapitre 19).

Dans la première forme, il n'y a généralement aucune perte d'acuité visuelle, sauf si les lésions siègent près du point de vision maximum, appelé **macula***. Dans certains cas, une fuite de liquide plasmatique peut créer un véritable œdème (rétinopathie oedémateuse) et, si cet **œdème** est localisé dans la région de la macula (œdème maculaire), la perte d'acuité visuelle peut être très sévère. Cependant, les nouvelles techniques de traitement au **laser** permettent d'obtenir dans ces cas, défavorables il y a quelques années, des résultats très encourageants.

Le traitement de la rétinopathie repose sur plusieurs piliers :

1. **obtenir coûte que coûte un excellent contrôle du diabète** : ceci contribue à ralentir et même renverser l'évolution des formes légères, débutantes. En général, cela implique le passage à un traitement insulinique « optimisé » ou « intensifié », comportant au moins trois à quatre injections d'insuline par jour ou la mise en place d'une pompe à insuline et un autocontrôle glycémique pluriquotidien.

2. **traitement précoce au laser** : après examen approprié dans un centre spécialisé, comportant généralement une **angiographie à la fluorescéine*** (voir chapitre 19).

3. **contrôle strict de la pression artérielle** : toute hypertension artérielle peut accélérer la progression de la rétinopathie.

2.4 L'HÉMORRAGIE DU CORPS VITRÉ (gélatine occupant les 3/4 de l'œil)

Elle ne survient que dans la rétinopathie avancée : elle est due au saignement de petits vaisseaux néoformés, anormaux et très fragiles, caractéristiques des formes graves de rétinopathie proliférative.

Cette inondation sanguine se manifeste par des taches noires flottantes, pouvant aller jusqu'au « voile noir » total !

La plupart des hémorragies du vitré se résorbent spontanément en quelques semaines, parfois en quelques mois.

Si, après quatre à six mois, la résorption du vieux sang est insuffisante, la vision toujours médiocre, il faudra envisager une opération appelée **vitrectomie***, qui consiste à introduire dans l'œil des microcanules qui, tels de minuscules aspirateurs, sucent le sang et le corps vitré. Le vide laissé dans l'œil est alors remplacé par une solution saline stérile.

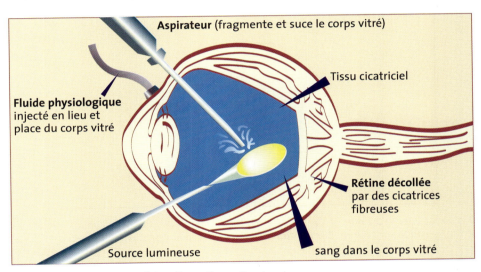

Fig. 31 : Représentation schématique d'une vitrectomie.

2.5 PRÉVENTION

Les facteurs influençant le développement de la rétinopathie sont :

- le degré de contrôle glycémique (le bon équilibre protège de la rétinopathie)
- l'hypertension artérielle (qui aggrave la rétinopathie)
- le tabagisme.

Donc : - **traitement précoce et intensif de l'hypertension**
           - **examen annuel des yeux par un ophtalmologue ; plus souvent selon le cas.**

3. COMPLICATIONS URINAIRES

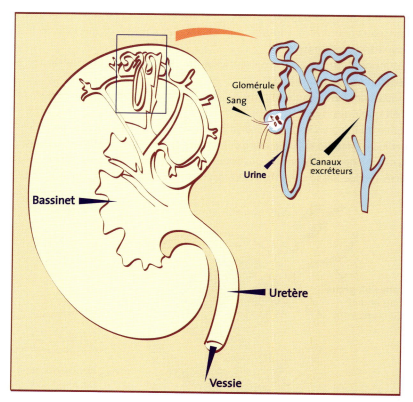

Fig. 32 : Coupe d'un rein et de l'unité excrétrice : glomérule (filtre) et canaux excréteurs, conduisant l'urine formée au bassinet et, de là, à la vessie, par l'uretère.

Les reins sont deux organes logés dans la région lombaire et constitués par près d'un million de petits pelotons de fins vaisseaux capillaires, appelés **glomérules***. Ce sont de petits filtres, au travers desquels notre sang est épuré et les déchets éliminés sous forme d'urine. Les reins sont notre « station d'épuration ».

3.1 INFECTIONS URINAIRES

Elles sont un peu plus fréquentes chez les diabétiques, et surviennent particulièrement lorsque l'équilibre glycémique est mauvais.

Les symptômes d'une infection urinaire sont :

■ envie fréquente d'uriner, brûlures en urinant, démangeaisons, douleurs, éventuellement fièvre lorsque l'infection urinaire se localise non seulement dans la vessie (« cystite ») mais aussi dans le rein (« pyélite », « pyélonéphrite »). Ces symptômes peuvent être minimes ou absents chez la personne âgée.

Prévention :

L'absorption quotidienne de 1 à 2 litres d'eau, génératrice d'urines abondantes, donc de vidanges fréquentes de la vessie, empêche la multiplication des microbes dans celle-ci : il s'agit donc d'un moyen préventif simple et peu onéreux !

Traitement :

Les boissons abondantes sont utiles, un traitement antibiotique sera prescrit par votre médecin.

Les infections urinaires, comme toute autre maladie infectieuse, peuvent déséquilibrer votre diabète. Surveillez donc très soigneusement vos glycémies (éventuellement vos tests d'urine).

3.2 NÉPHROPATHIE DIABÉTIQUE

C'est la complication rénale la plus grave. Elle touche environ le tiers des diabétiques insulinodépendants et le quart des diabétiques non insulinodépendants.

Ces chiffres sont en voie d'être modifiés par l'attitude plus agressive du traitement actuel : normalisation des glycémies, traitement intensif de l'hypertension et des infections urinaires dans les meilleurs délais.

Symptômes :

Ils sont absents jusqu'à un stade avancé de perte de la fonction rénale. Dès lors s'installent une fatigue, des oedèmes, une augmentation de la tension artérielle, alors que les dosages effectués dans le sang montrent l'élévation de déchets habituellement éliminés par l'urine (urée, créatinine) ainsi qu'une anémie. Les urines contiendront beaucoup de protéines (albumine).

La très lente évolution de la néphropathie permet d'organiser une *stratégie préventive* et même curative dans certains cas, pour autant que l'on s'y prenne très tôt.

La stratégie portera sur les points suivants :

- optimaliser l'équilibre du diabète dès que possible et *coûte que coûte*
- traiter intensivement toute hypertension, même modeste : le but à atteindre est une pression artérielle inférieure à 130/85 mmHg et même moins de 120/80 chez les sujets jeunes ou en cas d'albuminurie positive
- éviter les régimes hyperprotéinés
- éviter les infections urinaires, les traiter énergiquement, si nécessaire de façon prolongée
- détection précoce d'une atteinte rénale débutante par la mesure régulière de la **microalbuminurie*** (au moins une fois par année).

Traitement :

Si l'insuffisance rénale est déjà présente, le traitement reste fondamentalement celui décrit ci-dessus.

Dans les stades très avancés, la **dialyse péritonéale ambulatoire*** ou l'**hémodialyse*** (rein artificiel), permettent seules la survie, dans l'attente d'une éventuelle **greffe rénale*** (associée ou non à une greffe pancréatique, voire une implantation d'îlots de Langerhans).

La **dialyse** (péritonéale ou hémodialyse), ou la greffe rénale, devient nécessaire lorsqu'environ 90% du rein est détruit et que la capacité de filtrer les déchets est perdue.

On notera qu'un diabétique greffé rénal doit poursuivre un traitement optimal de son diabète, sans quoi l'organe greffé sera lui aussi victime de l'hyperglycémie et une néphropathie diabétique du greffon fera son apparition !

> Donc : - **contrôles** réguliers des urines
> - **contrôle** annuel de la fonction rénale et de la microalbuminurie
> - **traitement énergique** de toute :
>   a) infection urinaire
>   b) hypertension artérielle
> - **maintenir** un équilibre glycémique optimal
> - **éviter** les régimes hyperprotéinés

4. COMPLICATIONS NEUROLOGIQUES

Tout diabétique peut présenter un jour ou l'autre une atteinte nerveuse (neuropathie) : 80 à 85% des patients, selon plusieurs études.

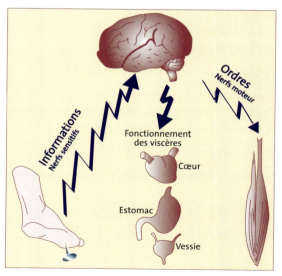

Fig. 33 : Rôle et fonctionnement du système nerveux.

Le système nerveux est organisé autour du cerveau, qui agit comme un central téléphonique, jouant un triple rôle :

- recevoir des informations venant de l'extérieur : c'est le rôle des nerfs sensitifs venant de la peau et des organes des sens (périphérie)
- envoyer des ordres vers les muscles : c'est le rôle des nerfs moteurs
- régler le fonctionnement de nos organes, tels le cœur, les poumons, le tube digestif : rôle du système nerveux autonome ou végétatif.

Cette organisation du système nerveux permettra à notre cerveau de prendre conscience du fait que l'on pose, par exemple, le pied sur une punaise. En effet, un nerf périphérique (fil électrique) transmettra l'information douloureuse en provenance du pied vers le cerveau. Conséquence de cette perception désagréable, le cerveau donnera l'ordre, par le nerf moteur, de retirer le pied.

Dans le diabète, les trois composants du système nerveux peuvent tomber en panne ou présenter des défauts de fonctionnement. Il s'ensuivra soit des troubles de perception des sensations venant de la périphérie, soit des paralysies de certains muscles ou bien encore un mauvais fonctionnement de certains organes internes.

Les symptômes liés à ces différentes atteintes sont décrits dans les paragraphes qui suivent.

Cause des complications neurologiques :

Les facteurs responsables de l'atteinte neurologique ne sont pas encore complètement élucidés. On sait que l'hyperglycémie chronique en est la cause principale : elle est responsable d'une altération des « gaines isolantes » entourant les nerfs.

D'autres facteurs jouent aussi un rôle, par exemple les lésions des petits vaisseaux capillaires qui nourrissent les nerfs et qui, une fois atteints par la **microangiopathie***, sont responsables d'un apport déficient en oxygène et en substances nutritives.

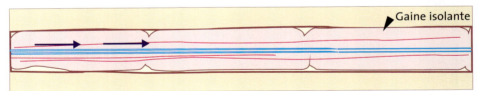

Fig. 34 A : Schéma d'un nerf normal.

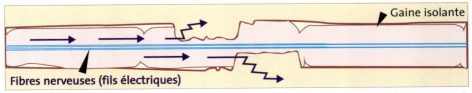

Fig. 34 B : La gaine isolante est entrecoupée, ça et là, des zones sont atrophiées (interrompues) : les fils électriques sont alors mis « à nu », ce qui cause parasitages et courts-circuits.

4.1 NEUROPATHIE SENSITIVE

Son siège d'élection est le membre inférieur : pieds, mollets, cuisses. On notera cependant que le membre supérieur peut être également atteint, que les symptômes sont souvent plus marqués au repos et tendent à s'améliorer avec la marche ou les mouvements.

> Les symptômes principaux peuvent être classés en ceux catégories :
> - erreur de transmission de l'influx nerveux : perception de fausses informations
> - interruption de la transmission nerveuse : perte de l'information

a) *Transmission de fausses informations :*

- sensation de pieds froids alors qu'objectivement, si on les palpe, ils sont chauds
- sensation de brûlure ou de fourmillements des orteils
- sensation d'orteils engourdis

sont des plaintes typiques des diabétiques.

Dans les cas avancés, les mêmes sensations peuvent également survenir au niveau des mains. Ce phénomène est plus désagréable que dangereux, il est souvent plus manifeste la nuit, et il peut perturber le sommeil.

Certaines formes de neuropathie sont si douloureuses qu'elles entraînent un handicap considérable dans la vie du diabétique. Elles provoquent souvent une fonte musculaire, un état dépressif grave, dû à la douleur et à l'insomnie ; c'est une forme heureusement rare, régressant le plus souvent en quelques mois.

b) *Perte des informations :*

Le nerf ne transmet plus les informations : il existe une anesthésie. Dans ce cas, le diabétique n'a plus de sensation douloureuse, il ne perçoit plus un corps étranger dans sa chaussure. C'est la forme ultime de la neuropathie périphérique : elle prive le sujet des signaux d'alarme, ce qui peut conduire à des situations dramatiques.

En résumé

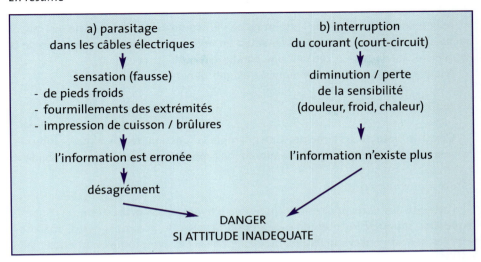

Prévention :

La prévention repose sur :

- un bon contrôle glycémique
- la plus grande modération avec la consommation d'alcool
- éviter absolument le tabac

Compte tenu de la fréquente localisation des lésions neuropathiques dans les membres inférieurs, les conseils de « soins de pieds » (voir chapitre 8) doivent être observés scrupuleusement, à titre de prévention des lésions secondaires à la neuropathie.

Traitement :

Les causes exactes de la neuropathie étant encore mal connues, le traitement reste encore décevant. Dans les formes *douloureuses* ou désagréables de neuropathie, les médicaments antidépresseurs, antalgiques, antiépileptiques, peuvent parfois donner de bons résultats. D'autres médicaments sont encore à l'essai. Les vitamines du groupe B, même à hautes doses, n'ont pas fait la preuve de leur efficacité.

Lorsque prédomine la sensation de brûlure au niveau des pieds, une crème anesthésiante à base de *capsaïcine* a démontré son utilité.

Dans les formes de neuropathie avec *anesthésie*, il n'y a actuellement aucun traitement efficace. Il faut donc insister sur l'importance, dans ce cas, des mesures préventives permettant d'éviter les lésions consécutives à l'anesthésie.

Quoi qu'il en soit, un contrôle optimalisé du diabète reste primordial, puisqu'il est susceptible d'améliorer l'atteinte neuropathique !

4.2 NEUROPATHIE MOTRICE

Le plus souvent, il s'agit de l'atteinte d'un nerf commandant un muscle de l'œil, ce qui va entraîner une « vision double », ou d'un nerf qui commande les muscles de la paupière et/ou de la face, causant une **paralysie faciale**.

Aucune des ces atteintes, bénignes, n'est permanente.

4.3 NEUROPATHIE AUTONOME

C'est l'atteinte du système nerveux qui règle la fonction de nos organes internes, comme nous l'avons signalé précédemment ; on l'appelle également « **dysautonomie** »*.

a) *Cœur et vaisseaux*

L'atteinte des nerfs peut être responsable d'**hypotension orthostatique** : chute de la pression sanguine lorsque l'on est en position verticale, accompagnée de malaises, vertiges, sensation d'évanouissement, « voile noir ». Ces symptômes sont encore plus nets lors de changements brusques de position.

En cas d'atteinte neuropathique cardiaque, les douleurs classiques d'angine de poitrine ou d'infarctus du myocarde, si utiles pour le diagnostic, peuvent faire partiellement ou totalement défaut !

b) *Tube digestif*

L'atteinte du système nerveux autonome sera ici responsable d'une lenteur de la vidange de l'estomac (appelée *gastroparésie*), avec ballonnements, tendance aux vomissements, nausées : ces troubles sont souvent plus marqués le matin, avant ou après le petit déjeuner. Le diagnostic sera confirmé par des radiographies, par une **gastroscopie*** ou un test de « vidange gastrique ». Le traitement consiste à prendre de multiples petits repas et des médicaments qui accélèrent le transit digestif.

Dans d'autres cas, c'est l'intestin grêle ou le côlon qui sont touchés, entraînant des diarrhées incoercibles ou, au contraire, une constipation plus ou moins opiniâtre.

Les diarrhées sont brusques, principalement la nuit ou tôt le matin, et peuvent durer de quelques semaines à quelques mois. Survient ensuite une accalmie et le cycle peut recommencer. Cette situation, désagréable pour le patient, peut être améliorée par différents médicaments.

c) *Système urinaire*

L'atteinte de ce système peut être responsable d'une difficulté à vider la vessie, d'où tendance à la dilatation de celle-ci. C'est l'**atonie vésicale*** ou vessie neurogène.

Certains médicaments peuvent aider à corriger cette perturbation. En cas d'échec, une *sonde vésicale* à demeure sera nécessaire.

d) Impuissance

L'atteinte du système nerveux autonome peut entraîner, chez l'homme, une perte de la fonction érectile du pénis, allant jusqu'à l'impuissance complète. Cette dysfonction n'est pas rare, puisqu'on estime que près de 40 à 50 % des hommes diabétiques âgés de plus de 40 ans peuvent présenter une érection plus ou moins déficiente. La cause n'est pas uniquement neurologique, mais elle peut être aussi due à une maladie des artères du pénis (artériopathie), à des troubles hormonaux, à l'insuffisance rénale, ou à l'administration de certains médicaments. Des traumatismes chirurgicaux ou accidentels, des facteurs psychologiques, peuvent aussi en être responsables. Le plus souvent coexistent d'ailleurs plusieurs facteurs.

Traitement:

L'impuissance liée au diabète, qui se développe lentement et insidieusement au fil des ans, est généralement irréversible. Toutefois, ceci ne signifie pas la fin d'une vie sexuelle agréable, puisque certains couples s'y adaptent très bien et découvrent d'autres possibilités d'intimité. En outre, certains traitements permettent à nouveau érections et vie sexuelle normale. Ce sont: les implants péniens semi-rigides, les implants gonflables, l'instillation de produits dans l'urètre (système MUSE®) et éventuellement l'injection intrapénienne de substances qui dilatent les vaisseaux du pénis.

Il existe également d'astucieux systèmes de pompe à vide qui, mise en place sur le pénis, facilite l'érection. Il est probable que ces «gadgets» seront moins utilisés depuis que l'on dispose du sildénafil (Viagra®) et de ses dérivés, le tadalafil et le vardénafil, qui permettent de retrouver une fonction érectile dans nombre de cas.

Ces médicaments agissent essentiellement sur le lit vasculaire du pénis, en permettant d'obtenir et de maintenir un bon remplissage sanguin. C'est dire que ces médicaments sont inefficaces si l'atteinte pénienne artérielle est avancée.

Ces substances sont absolument contre-indiquées chez les patients souffrant d'angine de poitrine ou ayant présenté un infarctus du myocarde et prenant des médicaments qui dilatent les artères coronaires, les *dérivés nitrés*.

Ces contre-indications n'existent pas pour les dérivés de l'apomorphine (Ixsense® et Uprima®) qui agissent au niveau du cerveau sur les commandes de l'érection.

Il est habituel de procéder à un bilan approfondi, effectué par une équipe spécialisée, afin de proposer la meilleure approche thérapeutique possible.

Prévention:

Peut-on prévenir l'impuissance? Des études récentes ont montré que l'incidence de cette complication était la plus faible chez l'homme qui maintenait un très bon contrôle de son diabète, qui ne consommait que très modérément de l'alcool, *qui ne fumait pas* et qui n'avait pas souffert d'hypertension artérielle de longue durée!

Les aspects de la sexualité féminine seront discutés dans un chapitre ultérieur.

5. COMPLICATIONS CARDIO-VASCULAIRES

Le diabète sucré, particulièrement de type 2, est de plus en plus considéré comme étant une *maladie vasculaire* et pas uniquement une maladie du métabolisme.

L'**artériosclérose** *, c'est-à-dire le vieillissement et le durcissement des artères, avec rétrécissement de leur calibre et altération de la circulation sanguine, n'est pas spécifiquement liée ni due au diabète. Il s'agit d'un phénomène physiologique, dû au vieillissement général de notre organisme.

L'**athérosclérose*** est un phénomène quelque peu différent. Il s'agit du rétrécissement du calibre interne des artères, dû à la formation de *plaques athéromateuses* au fil des ans. Celles-ci sont constituées de dépôts graisseux (cholestérol et dérivés), de fibres musculaires et conjonctives et d'une cape de recouvrement plus ou moins résistante. A part le rôle du cholestérol, on invoque actuellement aussi une origine *inflammatoire* (infectieuse). C'est l'importance du rétrécissement de la lumière artérielle qui est responsable des symptômes douloureux de l'angine de poitrine. L'infarctus du myocarde, lui, est dû à l'occlusion d'une artère du cœur par un fragment de plaque athéromateuse rompue, qui se détache de sa base et s'en va obstruer en aval une artère du cœur.

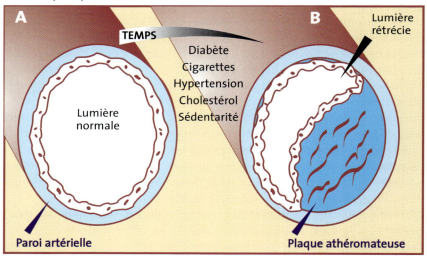

Fig. 35 :   *Diabète et athéroscérose.*
La lumière (ouverture) de l'artère normale (A) tend à se rétrécir avec l'âge et d'autres cofacteurs, qui accélèrent le processus (B) ; le diabète est l'un d'eux.

Symptômes :

Ils sont fonction de la localisation des lésions obstructives entraînées par l'athérosclérose.

Au niveau du cœur, l'atteinte des artères **coronaires*** (artères qui irriguent et nourrissent le muscle cardiaque) est particulièrement fréquente chez les diabétiques. Elle est responsable des symptômes bien connus de l'**angine de poitrine***, caractérisée par des douleurs plus ou moins fulgurantes et tenaces dans la région du cœur, déclenchées par l'effort, un gros repas, le froid, les rapports sexuels ou une émotion...

Sur ce terrain vasculaire compromis peut survenir un **infarctus du myocarde***, qui est la mort soudaine d'un territoire du muscle cardiaque, lorsque l'artère ou l'artériole qui le nourrit et lui fournit l'oxygène nécessaire se bouche tout à coup. Généralement, cet accident aigu est extrêmement douloureux, accompagné de sueurs froides et d'impression de mort imminente. Parfois, lorsqu'il y a une neuropathie autonome du cœur (voir page 136), les symptômes douloureux peuvent être absents.

Au niveau des artères cérébrales, les obstructions peuvent conduire à l'attaque cérébrale (**ictus***), qui se manifeste par une perte soudaine des mouvements d'une partie du corps (**hémiplégie***), éventuellement par des troubles plus ou moins sévères de l'élocution (**aphasie***).

Au niveau des artères des membres inférieurs, les symptômes dépendent de l'importance des obstructions et se manifestent tout d'abord sous forme de *douleurs* ou de *crampes* dans les mollets, survenant à la *marche*, après une distance variable, souvent la même chez un individu donné. La progression des lésions vers l'obstruction complète peut entraîner une *gangrène* qui commence, le plus souvent, au niveau des orteils.

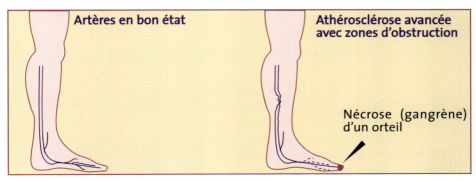

Fig. 36 : Artère normale de la jambe (A) et artère présentant une athérosclérose avancée, conduisant parfois à des lésions de gangrène (B).

On notera immédiatement que le pied du diabétique est menacé non seulement par la neuropathie, mais également par l'artériosclérose ou l'athérosclérose. Ces atteintes multiples entraînent un risque majeur de lésions graves du pied.

Prévention :

Elle repose sur des mesures à la fois médicales, diététiques et d'hygiène de vie :

- un bon contrôle du diabète,
- un traitement efficace de l'hypertension artérielle quand elle est présente,
- un abaissement des taux de graisses et de cholestérol sanguins élevés, au moyen d'un régime approprié et de médicaments,
- *l'arrêt du tabagisme*,
- l'encouragement à l'activité physique régulière,
- la perte de poids dans les cas d'obésité.

Traitement :

Le traitement est à la fois médical et chirurgical. Le but est d'améliorer ou de maintenir la circulation sanguine. Ceci peut se faire soit par des médicaments fluidifiant le sang ou dilatant les artères, soit par la chirurgie.

5.1 PRISE EN CHARGE GLOBALE DU RISQUE VASCULAIRE CHEZ LES DIABÉTIQUES

Le patient diabétique présente un risque cardio-vasculaire (morbidité et mortalité) de deux à cinq fois (200 à 500% !) plus élevé que le non diabétique. C'est dire l'importance de ne pas se limiter au seul contrôle glycémique, mais également de prendre en compte les autres facteurs de risques que sont l'**hypertension artérielle***, le **tabagisme**, l'**alcoolisme**, la sédentarité et l'excès de **lipides** sanguins (cholestérol, triglycérides), dans la prise en charge des diabétiques.

Les valeurs actuellement recommandées par différentes sociétés scientifiques sont données dans les tables ci-dessous :

Table XV
Valeurs de tension artérielle (mmHg)

Tension artérielle		
Valeur désirée	Valeur acceptable	Valeur insuffisante
< 130/85[1]	<140/90	> 140/90

[1] Chez les jeunes et les adultes de moins de 30 ans, ou en cas de néphropahtie débutante, on recommande même une valeur inférieure à 120/80 si possible.

Table XVI
Valeurs de cholestérol et de triglycérides à atteindre (mmol/l)

Cholestérol total	Cholestérol LDL	Cholestérol HDL	Rapport cholestérol/HDL	Triglycérides
< 5.0 (< 195)	< 3.0 (< 116)	> 1.0 (> 38)	< 5.0	< 2.0[1] (< 178)

[1] Certains proposent même d'abaisser cette limite en dessous de 1.7.
Les valeurs entre parenthèses expriment des mg/dl.

De plus, la tendance est également de prescrire une petite dose d'Aspirine à tous les diabétiques de type 2 qui présentent un facteur de risque cardio-vasculaire supplémentaire, comme par exemple : hypertension, tabagisme, lipides anormaux... Discutez-en avec votre médecin.

6. Les infections

Le diabète déséquilibré de façon prolongée s'accompagne d'une baisse des défenses naturelles de l'organisme. Dans ces circonstances, le diabétique court un risque d'infection plus grand que le non-diabétique.

Il faut noter que toute maladie infectieuse s'accompagne d'une certaine diminution de la **sensibilité à l'insuline** : ceci est dû en grande partie à l'élévation, durant la maladie, de certaines hormones hyperglycémiantes : cortisone, adrénaline, hormone de croissance, etc. Ces substances induisent une hyperglycémie plus ou moins importante et un déséquilibre du diabète.

Quelles conséquences cela va-t-il entraîner?

Les diabétiques **insulinodépendants** devront *augmenter leurs doses* d'insuline, la plupart du temps conformément aux résultats des tests d'urine ou des glycémies faites au bout du doigt. En cas de doute, il faut toujours en référer à son médecin.

Les diabétiques **non insulinodépendants** auront souvent, dans ce cas, besoin temporairement d'insuline. Suivant la gravité de la situation, le passage à l'insuline peut même nécessiter un séjour hospitalier.

Chez les personnes âgées, une maladie infectieuse peut déséquilibrer fortement un diabète habituellement modéré et risquer de conduire à une décompensation **hyperosmolaire** (voir page 118).

> Il est recommandé à TOUS les diabétiques de se faire vacciner contre la grippe.

7. La peau

Les diabétiques correctement équilibrés ne présentent pas plus de problèmes de peau que les non-diabétiques. Rares sont les maladies cutanées propres au diabète.

La peau peut être particulièrement sèche, par exemple lors de diabète très déséquilibré ou chez les gens âgés, en cas de neuropathie ou d'artériopathie de longue durée ou, au contraire, trop humide : c'est ainsi qu'au niveau des pieds, la tendance naturelle à la transpiration peut être accrue chez les diabétiques; ceci favorise la macération, notamment entre les orteils.

a) Les infections peuvent siéger n'importe où, mais on les rencontre de préférence sous les plis de peau, sous les bras ou entre les orteils, les cuisses, la vulve, le gland, sous les seins.

On rencontre surtout :

- des **infections bactériennes** : furoncles, abcès, cellulite (qui est une inflammation de la graisse et des parties molles sous la peau)

- des **infections à champignons** ou **mycoses***, localisées aussi préférentiellement dans les plis et les endroits humides; c'est le classique « **pied d'athlète** » (voir chapitre 19).

La meilleure prévention consiste à :
1. assurer un bon équilibre métabolique,
2. prendre des mesures d'hygiène régulières et attentives.

b) *Lésions vasculaires* : lorsque la circulation artérielle est sérieusement compromise, la peau présente une tendance accrue aux ulcérations, spontanées ou provoquées le plus souvent par un minime traumatisme. Ces ulcérations siègent en général sur les jambes, les talons ou le dos du pied. Elles peuvent être extrêmement douloureuses.

c) *Lésions métaboliques* : en cas de déséquilibre du diabète et/ou d'excès de graisses sanguines (triglycérides, cholestérol), on peut observer des **xanthomes éruptifs*** et des **xanthélasmas***.

d) *Autres lésions* : il existe une lésion cutanée caractéristique du diabétique : la **nécrobiose lipoïdique***. Inesthétique mais sans gravité, elle touche surtout la femme et se localise préférentiellement aux jambes.

Les réactions cutanées allergiques à l'injection d'insuline sont actuellement rarissimes.

Le **vitiligo*** n'est pas caractéristique du diabète, mais peut s'y associer plus fréquemment.

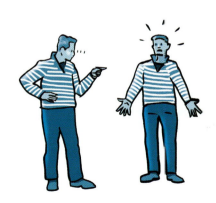

8. En conclusion

Pour préserver votre santé, vous devez :

Tous les jours :

- Maintenir votre glycémie proche de la norme
- Tenir votre carnet de contrôle
- Suivre les conseils diététiques
- Pratiquer une activité physique régulière
- Examiner vos pieds
- Ne pas fumer

Tous les 3 mois :

- Consulter votre médecin traitant
- Demander de doser l'hémoglobine glyquée (HbA_1c)
- Mesurer la pression sanguine (tension artérielle)
- Surveiller le poids

Au moins une fois par année :

- Faire un examen du fond de l'œil chez un ophtalmologue (médecin spécialiste des yeux)
- Demander à votre médecin un examen du fonctionnement des reins (urines : microalbulminurie, sang : créatinine)
- Demander à votre médecin le dosage des graisses dans le sang (cholestérol total, HDL, triglycérides)
- Demander à votre médecin un examen approfondi des pieds (circulation du sang et sensibilité)
- Consulter une équipe spécialisée en diabétologie

9. TABLEAU RÉCAPITULATIF DES PRINCIPALES COMPLICATIONS DU DIABÈTE

Organes	Ce qui se passe dans mon corps	Ce que je ressens	Prévention	Traitement
Yeux	1. Fuites de sang hors des vaisseaux du fond de l'œil → hémorragies dans la rétine	Pas de symptômes	Diabète bien traité Examen régulier du fond de l'œil (médecin)	Equilibre optimal du diabète Laser précoce
	2. Apparition de vaisseaux anormaux et fragiles en avant de la rétine → hémorragies en avant de la rétine (dans le corps vitré)	Diminution de la vision Parfois cécité brutale	Traitement de l'hypertension artérielle	Laser Vitrectomie
Vaisseaux sanguins (tuyauterie)	Obstruction progressive des vaisseaux (athérosclérose)	Les plaintes dépendent de la localisation de l'obstruction 1. cœur : angine de poitrine, infarctus 2. tête : attaque cérébrale 3. jambes : douleurs des mollets à la marche, gangrène des orteils	Arrêt du tabac	Arrêt du tabac
			Diabète bien traité NE PAS FUMER Hygiène soigneuse des pieds Traitement de l'hypertension artérielle Abaisser les taux de cholestérol élevés Exercice physique régulier	Surtout chirurgical 1. désobstruction 2. pontage Médicaments anticoagulants Vasodilatateurs coronariens
Reins (station d'épuration)	Encrassement des filtres	Au début pas de symptômes Tardivement (90 % des filtres perdus) Symptômes	Diabète bien traité Traitement de l'hypertension artérielle, même mineure Traitement des infections urinaires Examens réguliers des urines (médecin)	Début : équilibre optimal du diabète, traitement de l'hypertension artérielle, réduction des protéines alimentaires Tardivement : dialyse, transplantation rénale
Nerfs (fils électriques)	Panne progressive de la transmission des impulsions électriques	Symptômes surtout au niveau des pieds 1. transmission de fausses informations : pieds froids, fourmillements, brûlures, engourdissement des orteils. 2. Perte de transmission des informations : anesthésie complète	Diabète bien traité Eviter la consommation d'alcool Hygiène soigneuse des pieds	Equilibre optimal du diabète (Vitamines du groupe B à hautes doses ?) Antalgiques, Antidépresseurs Antiépileptiques Médicaments encore au stade expérimental

10. Résumé pour le lecteur pressé

Les **complications chroniques** sont favorisées par des glycémies trop hautes.
La prévention passe par le **maintien d'une glycémie proche de la norme**.

LES YEUX :
80% diabétiques avec plus de 20 à 25 ans de maladie ont une atteinte oculaire, mais *seulement* 2 à 5% de tous les diabétiques sont aveugles.
L'œil du diabétique peut présenter :

- une cataracte (opacification du cristallin),
- une rétinopathie diabétique (génératrice de baisse de la vision, voire, rarement, de cécité).

La prévention des lésions passe par :
- la maîtrise de la glycémie,
- le traitement de l'hypertension artérielle, même modérée,
- l'**examen régulier du fond de l'œil**, permettant de détecter précocement des lésions potentiellement dangereuses et de les traiter !

Se souvenir que les SYMPTÔMES SONT TARDIFS, donc examen du fond de l'œil indispensable !

LES REINS :
Le diabète peut entraîner une défaillance progressive de la fonction rénale (urémie).
La prévention repose sur :

- le traitement précoce des infections urinaires
- le maintien de glycémies proches de la norme
- le traitement de l'hypertension artérielle, même modérée
- la recherche régulière de la *microalbumine* dans les urines

Arrivé au stade terminal, trois options sont encore possibles :

- la greffe rénale
- l'hémodialyse
- la dialyse péritonéale

Se souvenir que les SYMPTÔMES SONT TARDIFS, donc examen des urines et du sang indispensable !

LES NERFS :
Nerfs sensitifs :

Tout d'abord :
TRANSMISSION DE FAUSSES INFORMATIONS surtout au niveau des pieds :
- sensation de pieds froids
- sensation de brûlure ou de fourmillement des orteils
- sensation d'orteils engourdis

Puis PERTE DES INFORMATIONS :

- ANESTHESIE PLUS OU MOINS COMPLETE : perte des signaux d'alarme provenant de la périphérie : CATASTROPHE POTENTIELLE !

Prévention :
- attitude responsable concernant les soins de pieds
- bon contrôle glycémique

Nerfs moteurs :

Le plus souvent atteinte temporaire d'un nerf innervant les muscles de la face : vision double, paralysie faciale.

Désagréable, mais pas dangereux.

Neuropathie autonome :
- chute de la tension artérielle en position debout
- retard de vidange de l'estomac
- diarrhées ou constipation
- difficulté à vider la vessie
- impuissance
- mauvaise reconnaissance des hypoglycémies

LES VAISSEAUX :

Athérosclérose = obstruction progressive des artères par des dépôts de cholestérol, enrobés dans une gangue plus ou moins friable de cellules musculaires et conjonctives ; c'est la « plaque athéromateuse ».

Conséquences :
- Au niveau du cœur : angine de poitrine, infarctus du myocarde
- Au niveau des artères cérébrales : attaque cérébrale
- Au niveau des artères des membres inférieurs : douleur dans les mollets à la marche, gangrène des orteils

Prévention :
- bon contrôle glycémique
- traitement efficace de l'hypertension artérielle
- abaissement des taux élevés de cholestérol et de triglycérides
- arrêt du tabagisme
- exercice physique régulier

Traitement :

En général chirurgical et/ou avec des médicaments vasodilatateurs et anticoagulants au sens large.

11. Testez vos connaissances

1. **Certains organes peuvent être atteints par le diabète, identifiez-les dans la liste donnée ci-après :**
   a) les yeux
   b) les nerfs (fils électriques)
   c) les artères des membres inférieurs (tuyauterie)
   d) les reins (système d'épuration du sang)
   e) les artères du cœur
   f) les os
   g) les cheveux
   h) les pieds

2. **En ce qui concerne les complications touchant les YEUX :**
   a) souvent pas de symptômes, sinon très tard
   b) sont aggravées par une tension artérielle trop basse
   c) peuvent être détectées précocement si l'on consulte un ophtalmologue régulièrement

3. **Les complications touchant les NERFS (fils électriques) se manifestent par :**
   a) une sensation de pieds froids
   b) des fourmillements au niveau des orteils
   c) des zones insensibles
   d) des sensations de brûlure
   e) sont aggravées par l'abus d'alcool

4. **Les complications touchant les ARTERES DES MEMBRES INFERIEURS (tuyauterie) se manifestent par :**
   a) des jambes enflées
   b) des crampes dans les mollets à la marche
   c) des lésions ulcérées des orteils

5. **Les complications touchant les REINS**
   a) ne font pas, ou rarement, de symptômes ressentis par le patient
   b) sont aggravées par une tension artérielle trop basse
   c) sont aggravées par des infections urinaires

6. **Le tabagisme est un facteur aggravant des complications :**
   a) oui
   b) non

7. **L'hypertension (tension artérielle trop haute) est un facteur aggravant des complications touchant**
    a) les yeux
    b) les reins
    c) les nerfs
    d) les artères

Réponses : 1 : a, b, c, d, e, h
2 : a, c
3 : a, b, c, d, e
4 : b, c
5 : a, c
6 : a
7 : a, b, d.

Chapitre 8

Le pied diabétique

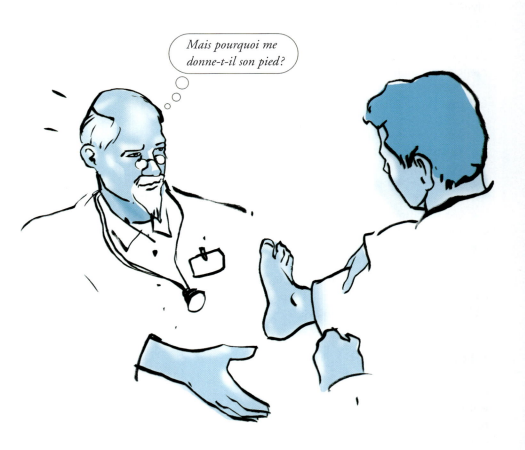

Que l'on soit diabétique ou non, les pieds subissent, année après année, un stress physique presque ininterrompu. De cela, personne n'est vraiment conscient... En effet, un être humain va marcher, durant son existence, plus de 50'000 à 100'000 km, soit, pour les meilleurs, près de trois fois le tour du monde ? Que dire si, en plus, l'on est trop gros ?

Parmi les diabétiques âgés de plus de 65 ans, 3 à 4% ont une atteinte diabétique des pieds. Près de 20% de tous les diabétiques hospitalisés le sont pour une atteinte aiguë des pieds ! C'est dire l'importance du problème, beaucoup trop négligé parce qu'insoupçonné.

Les statistiques nous apprennent que les diabétiques subissent 30 à 40 fois plus d'amputations que les sujets non diabétiques (3000 à 4000% !). On admet généralement que la moitié de ces amputations pourrait être évitée !

Il est possible de définir un certain nombre de « facteurs de risques » qui peuvent favoriser l'apparition d'un problème de pieds chez le diabétique :

1. âge supérieur à 40 ans
2. tabagisme (plus de 15 cigarettes/jour)
3. diabète présent depuis plus de 10 ans
4. mauvaise circulation sanguine dans les extrémités et/ou perte de sensibilité dans les pieds
5. modification de l'anatomie du pied par la présence d'oignons, orteils déformés « en marteau » (ou en « griffes »), pieds plats, etc.
6. lésions ou infections antérieures

La suite de ce chapitre vous informera en détail sur les mesures préventives à prendre et sur ce qu'il ne faut absolument pas faire si l'on veut éviter autant que possible les complications à ce niveau-là.

1. LES SOINS DE PIEDS

Les règles fondamentales énumérées ci-après forment l'essentiel des mesures préventives que tout diabétique doit connaître et appliquer, quel que soit l'état de santé réel de ses pieds. Leur observation, qui doit devenir routinière, permettra d'éviter des lésions résultant d'une neuropathie ou d'une artériopathie des membres inférieurs.

En effet, rappelons que le pied est gravement menacé en cas de neuropathie *anesthésiante* et d'artériopathie, responsable d'une mauvaise circulation sanguine. Un diabétique qui n'a pas de sensation au niveau des pieds, marche, en fait, sur des « bombes à retardement ». *Il lui faut impérativement se préoccuper quotidiennement de ses pieds.*

2. Ce qu'il faut absolument faire !

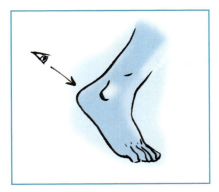 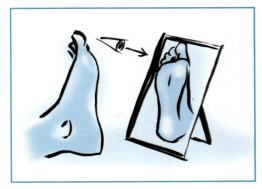

Examiner chaque jour ses pieds. Rechercher les moindres ampoules, écorchures, irritations dues à des souliers mal adaptés ; examiner spécialement l'espace entre les orteils, région de prédilection de la macération et des mycoses, dont on a parlé précédemment. En cas de doute sur le traitement d'une lésion éventuelle, ne pas hésiter à consulter son médecin. En cas de difficultés, s'aider d'un miroir ou, mieux, montrer ses pieds à un proche.

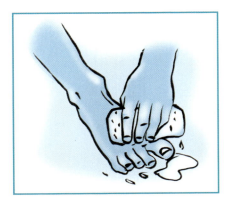 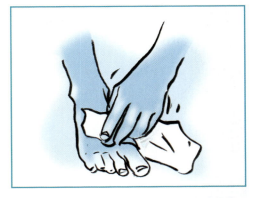

La toilette des pieds doit être *quotidienne* ou *bi-quotidienne*, en utilisant simplement de l'eau tiède et du savon. Insister sur la propreté de l'espace **entre** les orteils, qu'il faut toujours bien sécher après rinçage, car c'est là que siège le plus souvent la macération.

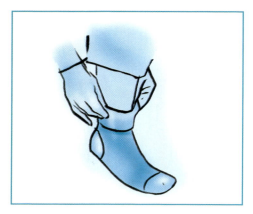 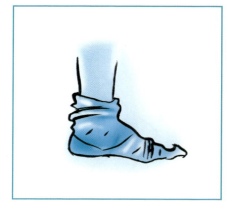

Lorsque l'on souffre de **pieds froids**, il faut, surtout par temps froid, *utiliser des chaussons en laine* à la maison et, à l'extérieur, porter de bonnes chaussures doublées de mouton.

Il est nécessaire *de changer fréquemment de bas ou de chaussettes*, en évitant le nylon, qui favorise transpiration et macération. Il faut éviter les plis, qui peuvent blesser la peau par frottement.

Certaines chaussettes « de marche » sont spécialement confectionnées de manière à réduire sensiblement les forces de pression aux points d'appui. Ex. chaussettes de trekking Rohner (en Suisse).

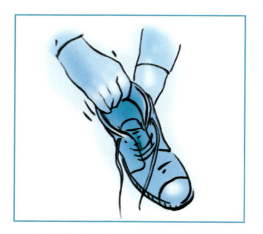 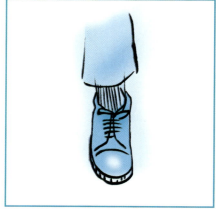

Le choix des chaussures est primordial. Un humoriste anglais a dit : « il y a dans ma vie deux choses importantes : mon lit et mes chaussures... car lorsque je ne suis pas dans l'un, je suis forcément dans les autres ! » Les chaussures doivent être spacieuses, de préférence en cuir souple, parfaitement adaptées à l'anatomie du pied, faute de quoi la marche peut entraîner des lésions parfois graves. Il est même nécessaire d'améliorer de cas en cas l'assise et la répartition des pressions, à l'aide d'un support plantaire, qui doit être exécuté par un bottier-orthopédiste diplômé. *En effet, certains supports sont mal adaptés et causent également des problèmes.* Les critères actuels de mode rendent ces conseils souvent difficiles à respecter, particulièrement pour les femmes.

Cependant, cette règle est probablement l'une des plus importantes à respecter et l'une des plus négligées malheureusement ! On achètera de préférence ses chaussures en fin d'après-midi, lorsque les pieds sont dilatés. Ceci permettra d'éviter une pointure trop étroite. Contrôler régulièrement l'intérieur des chaussures.

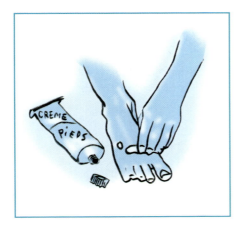 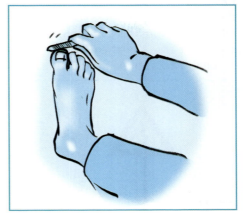

Les soins des ongles et des callosités seront effectués au moyen d'une lime en carton ou d'une petite lime électrique. Si les soins sont trop difficiles, en raison de problèmes de **vue** ou d'un **manque de souplesse**, il vaut mieux demander l'aide d'une pédicure, en lui signalant que vous êtes diabétique, afin qu'elle prenne toutes les précautions nécessaires.

Toute **plaie** même minime ou indolore, doit être traitée énergiquement, au moyen d'un désinfectant non coloré. Chaque pharmacie familiale devrait en contenir un petit flacon, que votre médecin vous prescrira volontiers. Ne pas hésiter à lui montrer la lésion, même si elle vous paraît banale.

Les pansements *seront faits à l'aide de compresses stériles* fixées par des bandes adhésives de papier (Leucopore®, Micropore®) ou de Mefix®. Eviter une fixation circulaire du pansement, qui peut entraver la circulation.

Garder à la peau toute sa souplesse, les peaux sèches étant en effet beaucoup plus fragiles. Pour cela, on peut utiliser une lotion ou une crème hydratante, type bébé ou une lanoline très fluide. Les pommades ou onguents ne sont pas hydratants, il ne doivent donc pas être utilisés. Pour les patients qui, au contraire, transpirent trop, on évitera la macération en utilisant, après la toilette, un talc pour bébé sur les pieds et dans les chaussettes, qui seront changées fréquemment. Un spray antimycose, appliqué régulièrement dans les chaussures, est une mesure préventive souvent utile. Dans tous les cas, demander l'avis de son médecin.

Montrez vos pieds à votre médecin, lors de chaque consultation !

Malheureusement, c'est encore trop souvent au patient de prendre l'initiative de montrer ses pieds au praticien !

Une bonne façon de s'assurer que le médecin examinera vos pieds est d'entrer dans sa salle de consultation les chaussures à la main ! « Elémentaire pourtant, mon cher Watson ! »

3. Ce qu'il ne faut pas faire !

Il ne faut par prendre de bains de pieds, ceci est inutile et même dangereux : en effet, outre le fait qu'on ne peut évaluer correctement la température du bain, des pieds qui trempent dans une bassine d'eau macèrent ; la peau se fr pe, (peau dite de « lessiveuse »), devient fragile, vulnérable vis-à-vis des germes extérieurs. C'est la porte ouverte aux infections. Si vous utilisez néanmoins une bassine pour laver vos pieds, ne pas les y laisser plus de trois à quatre minutes !

Contrôlez la température de l'eau au moyen d'un thermomètre.

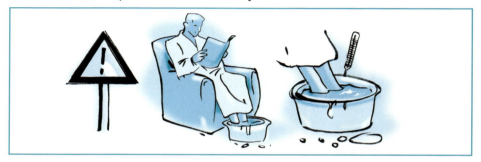

Il ne faut pas appliquer de chaleur directement sur les pieds : bouillotte, coussin électrique, radiateur sont à proscrire, en raison du danger de brûlure, un pied neuropathique ne ressentant que très mal la douleur, voire même plus du tout.

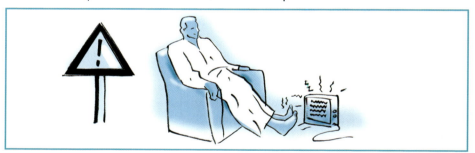

Il ne faut pas couper les ongles avec des ciseaux, pinces ou autres instruments tranchants. En effet, il existe à chaque manipulation, un danger de blessures pouvant entraîner, dans certains cas, des catastrophes. Donc pas de « chirurgie de salle de bain » !

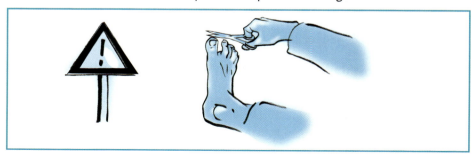

Il ne faut pas porter des chaussures serrées, pointues ou à talons trop hauts : la mode est généralement ennemie des pieds, que l'on soit diabétique ou non. En effet, la répartition des charges se déplace à l'avant du pied, dont les orteils vont peu à peu se déformer.

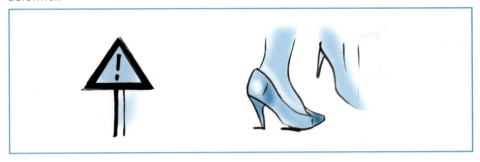

Il ne faut pas marcher nu-pieds, même à la maison. Avec une sensibilité à la douleur diminuée, une circulation du sang moins bonne, les chances de se blesser ou d'aggraver une blessure apparemment insignifiante sont considérables !

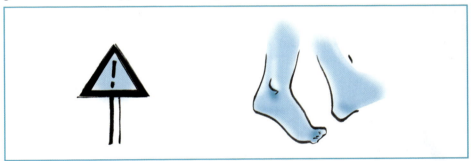

Il ne faut pas utiliser des produits corrosifs ou des coricides chimiques, qui peuvent blesser en profondeur ; en outre, ils attaquent plus volontiers la peau saine que la peau calleuse.

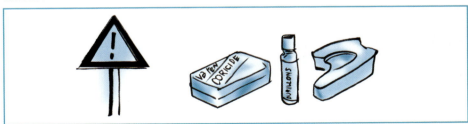

Il ne faut pas utiliser de désinfectants peu efficaces (alcool à 70°) qui ne soignent que la partie superficielle et non la partie profonde d'une plaie, ou des produits colorés, qui masquent l'évolution des lésions. La Bétadine® est une exception.

L'emploi de sparadrap textile ou caoutchouté très adhésif est à proscrire, car il peut arracher la peau. En outre, il favorise la macération.

Les pansements ne seront jamais circulaires (danger pour la circulation !) mais appliqués longitudinalement.

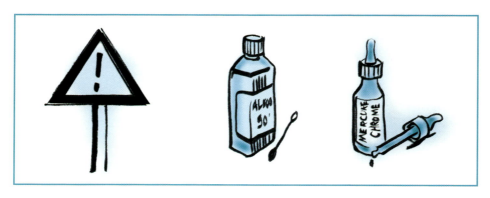

Il ne faut pas laisser se former des cors et des callosités, qui traduisent toujours un frottement et/ou une pression excessifs à l'endroit concerné, donc une souffrance du pied : chaussures mal adaptées, pieds ne reposant pas sur une assise normale. Eviter les râpes, trop abrasives, les rasoirs et tout instrument de « pédicure » potentiellement dangereux.

Il ne faut pas laisser la peau des pieds se dessécher ou, au contraire, macérer.
Ne pas mettre de crème ou de lotion *entre* les orteils car cela facilite la macération.

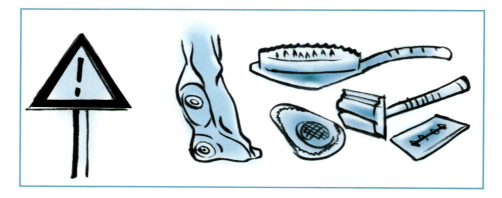

4. Résumé pour le lecteur pressé

Le pied diabétique est fortement menacé en cas de neuropathie ANESTHESIANTE et d'ARTERIOPATHIE.

Ce qu'il faut faire absolument :

- examiner ses pieds chaque jour
- se laver soigneusement les pieds quotidiennement, particulièrement entre les orteils
- utiliser des chaussons de laine en cas de pieds froids
- changer fréquemment de bas, de chaussettes, de chaussures
- désinfecter immédiatement toute plaie
- MONTRER SES PIEDS A SON MEDECIN A CHAQUE VISITE !

Ce qu'il ne faut pas faire :

- bains de pieds
- application directe de chaleur sur les pieds
- utiliser des instruments tranchants ou abrasifs pour les soins de pieds
- porter des chaussures étroites
- marcher nu-pieds
- utiliser des coricides, du sparadrap trop adhésif
- laisser se former des cors et des callosités
- laisser la peau se dessécher ou, au contraire, macérer

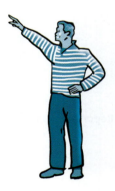

5. Testez vos connaissances

1. **Dans la liste suivante : a) choisissez les gestes recommandés**
   b) dénoncez les gestes dangereux pour vos pieds.

   a) faire des bains de pieds prolongés et bien sécher
   b) laver et bien sécher
   c) changer de chaussettes
   d) enlever les cors avec une lame de rasoir
   e) traiter les cors avec un coricide
   f) vérifier régulièrement l'état de ses chaussures
   g) utiliser une crème sur la peau sèche
   h) examiner les pieds
   i) utiliser de la poudre contre la transpiration des pieds

2. **De la liste suivante, dénoncez le matériel dangereux pour vos pieds :**

   a) Micropore (sparadrap blanc)
   b) rasoir
   c) bouillotte
   d) coricides
   e) désinfectant incolore
   f) pince à ongles
   g) crème hydratante
   h) ciseaux
   i) semelles en caoutchouc
   j) limes en carton
   k) pommade
   l) semelles en cuir
   m) sparadrap fortement adhésif
   n) pierre ponce
   o) talc
   p) grattoir

Réponses : 1 a) : b, c, f, g, h, i
1 b) : a, d, e
2 : b, c, d, f, h, i, k, m, p

Chapitre 9

Diabète et grossesse

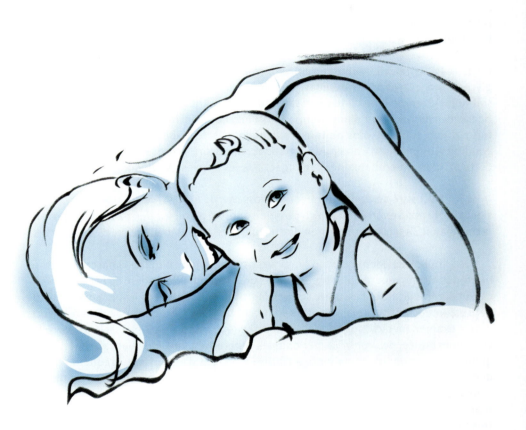

Décider d'avoir un enfant est une étape importante dans la vie de toute femme ; cette décision revêt une importance tout à fait particulière lorsque la future mère est diabétique (il s'agit essentiellement de jeunes diabétiques insulinodépendantes).

En règle générale, on peut conseiller à ces femmes d'avoir leurs enfants avant l'âge de trente ans.

Le temps n'est pas si lointain où les chances de succès étaient médiocres. De nos jours, les risques, pour la femme enceinte et son enfant, ont été considérablement réduits.

Ceci n'est toutefois possible qu'à trois conditions :

1. Obtenir la collaboration d'une **équipe spécialisée** (diabétologue, obstétricien, centre spécialisé) assurant traitement et supervision intensifiés, avec contrôles réguliers tout au long de la grossesse.

2. Patiente extrêmement motivée, acceptant le principe d'une **normalisation des glycémies**, à jeun et après les repas, jour après jour, durant toute la grossesse, quel que soit le programme d'insuline nécessaire pour y parvenir : plusieurs injections par jour ou éventuellement port d'une pompe à insuline. Autocontrôle glycémique quatre à six fois par jour, tous les jours ou tous les deux jours si le diabète est stable et très bien équilibré. Les insulines « analogues » ne sont pas encore autorisées dans la grossesse[1]. Cette attitude va probablement changer dans les années qui viennent.

3. Nécessité de « programmer » la grossesse désirée, si l'on excuse cette expression, afin de réaliser un équilibre glycémique optimal au moins deux à trois mois **avant** la conception. Ce faisant, on pourrait dire qu'une grossesse diabétique dure... douze mois !

Ceci implique évidemment un gros investissement personnel de la part de la future mère, des efforts répétés, jour après jour, et une disponibilité entière de l'équipe médicale et paramédicale qui assure le soutien logistique. Le soutien psychologique du futur père est important. Mais les résultats sont là et prouvent le bien-fondé d'un tel effort.

Un examen médical approfondi est nécessaire avant toute grossesse. Une fois celle-ci diagnostiquée, des *contrôles* périodiques *rapprochés* sont indispensables : leur fréquence peut varier d'une patiente à l'autre ; ils seront d'autant plus fréquents que le diabète est difficile à maîtriser. Le fond d'œil sera fréquemment contrôlé. Les profils glycémiques seront effectués régulièrement par la patiente elle-même, à l'aide d'un lecteur de glycémies. Ces données permettront au médecin traitant et à la patiente d'ajuster très finement les doses d'insuline.

L'excellence de l'équilibre glycémique moyen sera évaluée par la *mesure mensuelle de l'hémoglobine glyquée* (ou de la fructosamine, deux fois par mois).

Durant la grossesse, les *besoins nutritionnels* sont accrus : ils seront adaptés de cas en cas avec l'aide du médecin et d'une diététicienne.

La régularité des repas et des collations, une répartition judicieuse des aliments sur toute la journée sont également primordiales.

---

[1] Il n'est pas encore définitivement prouvé que les insulines « analogues » soient inoffensives pour l'embryon en formation.

Sauf cas particulier du point de vue obstétrical ou diabétique (par exemple en cas de complications majeures), l'accouchement se fera par voie vaginale et le plus près possible du terme.

La femme diabétique pose, et se pose, beaucoup de questions à propos de la grossesse. Nous allons aborder ici les questions les plus fréquentes.

1. « Mon diabète sera-t-il plus difficile à équilibrer » ?

La réponse est *oui*.

La grossesse représente une période de stress psychologique et hormonal. Toute femme enceinte, diabétique ou non, se fait énormément de souci quant au bien-être de son enfant. Ceci est bien naturel. Mais, outre ce stress psychologique, la grossesse se caractérise par la sécrétion de nombreuses hormones hyperglycémiantes, produisant une résistance à l'insuline : cortisone, hormone de croissance, oestrogènes, progestérone, hormones du placenta.

Le poids qui augmente (mère, fœtus, placenta) constitue également un facteur de moindre sensibilité à l'insuline. Ceci explique que les besoins en insuline augmentent durant le 2e et surtout le 3e trimestre, pouvant parfois doubler et même tripler en fin de grossesse.

2. « La grossesse risque-t-elle d'accélérer l'apparition ou le développement des complications diabétiques » ?

La plupart des études tendent à montrer que ce risque potentiel existe, mais qu'il est mineur : dans la plupart des cas, si l'on observe quelque aggravation (par exemple d'une rétinopathie déjà existante), ceci est en général réversible après l'accouchement, partiellement ou en totalité.

Si les complications diabétiques (oeil, nerfs, reins) sont modérées, il n'y a pas de contre-indication à une grossesse. Par contre, celle-ci est fortement déconseillée lors d'hypertension artérielle difficilement contrôlable, d'insuffisance rénale avancée ou de problèmes cardio-vasculaires tels qu'une angine de poitrine. Ces situations sont bien sûr peu fréquentes.

3. « L'hypoglycémie ou l'acétone peuvent-elles nuire à mon bébé » ?

Si l'hypoglycémie modérée, de même que la présence, une fois ou l'autre, de corps cétoniques dans l'urine (sans glucosurie) n'ont aucun effet néfaste sur le bébé, il n'en va pas de même de l'acidocétose accompagnant une décompensation diabétique.

Cette situation est vitalement dangereuse pour le fœtus et doit être corrigée d'urgence, si l'on n'a pu la prévenir. Il en va de même pour des hypoglycémies répétées, le coma hypoglycémique, une cétose sévère.

4. « Est-il plus difficile d'être enceinte lorsque l'on est diabétique » ?

En règle générale, non ! Lorsque le diabète est convenablement équilibré, les cycles et le degré de fertilité ne sont pas perturbés. Par contre, lorsque le diabète est constamment déséquilibré, l'ovulation se fait irrégulièrement ou pas du tout, les cycles sont irréguliers, voire même absents ; une fécondation est dans ce cas peu probable. S'il y a tout de même fécondation, le taux d'avortement précoce spontané est très élevé, de même que le taux de malformations fœtales. On n'insistera donc jamais assez, chez la jeune femme qui désire concevoir, *sur l'importance de l'équilibre normoglycémique du diabète, bien avant la conception déjà* !

5. « Mon enfant sera-t-il un jour diabétique » ?

Si la mère est diabétique insulinodépendante, le risque, pour l'enfant, d'être un jour diabétique insulinodépendant est en gros de 1 à 2%, un peu plus si c'est le père (6%) qui est diabétique.

Si les deux parents sont diabétiques insulinodépendants, le risque est de l'ordre de 10 à 15% (voir chap. 12). Par contre, le risque de devenir, beaucoup plus tard, diabétique de type 2 est plus élevé : 20 - 30% si un seul parent est diabétique, plus de 50% si les deux parents sont diabétiques.

6. « Mon enfant sera-t-il diabétique à la naissance » ?

La réponse est *non*. Le diabète du nouveau-né est exceptionnel, il ne survient d'ailleurs pas forcément chez l'enfant d'une femme diabétique !

7. « Mon enfant sera-t-il normal » ?

En cas de diabète mal équilibré, les avortements précoces et les malformations fœtales sont beaucoup plus fréquents.

Si, au contraire, le diabète est parfaitement équilibré (HbA_1c normale ou très proche de la norme), il est prouvé que le taux de malformation fœtale n'est pas plus élevé que dans la population non diabétique. C'est dire l'importance d'un contrôle glycémique optimal dès avant la conception et durant **TOUTE** la grossesse !

LE DIABETE GESTATIONNEL

Il arrive, de temps en temps, qu'une femme non connue comme diabétique développe, durant sa grossesse, une intolérance au glucose ou même un vrai diabète (2 à 5% de toutes les femmes enceintes, suivant les études). C'est le diabète de grossesse ou « gestationnel ».

Le stress représenté par la grossesse, dont on a déjà parlé auparavant, augmente les besoins en insuline de toute femme enceinte. Certaines ne peuvent y faire face, leur pancréas étant « paresseux » : il en résulte une hyperglycémie qui débute le plus souvent à partir de la 24e semaine, parfois même plus tôt.

Le traitement repose sur le *régime* (plusieurs petits repas fractionnés) et l'*exercice modéré*, mais requiert assez souvent aussi de petites doses d'insuline (20% des cas ou même davantage).

En pratique, les **antidiabétiques oraux** ne sont pas indiqués pendant la grossesse. Il vaut mieux assurer l'équilibre glycémique au moyen d'**insuline**, lorsque les mesures diététiques simples s'avèrent insuffisantes. Plusieurs études récentes montrent que, durant le diabète gestationnel, les insulines « analogues » (ultrarapides) peuvent être utilisées sans risque pour le foetus[1].

Après l'accouchement, le diabète gestationnel disparaît presque toujours : seules 2% environ des femmes resteront diabétiques. Et parmi celles qui ont présenté un diabète gestationnel, la probabilité
- qu'il réapparaisse lors d'une grossesse ultérieure est de 90%
- qu'elles deviennent diabétiques au fil des ans est d'environ 60 à 80% après 20 ans si elles ont un poids excessif, mais seulement 20 à 25% si leur poids reste normal.

On ne soulignera donc jamais assez l'importance d'obtenir et de maintenir un poids normal !

1. Résumé pour la lectrice pressée

La grossesse, chez la femme diabétique, concerne presque exclusivement des personnes présentant un diabète de type 1.

L'enfant à naître est surtout MENACE PAR L'HYPERGLYCEMIE : dans ces conditions, il est nécessaire, pour la mère, de planifier sa grossesse, c'est-à-dire :

- avoir un contrôle glycémique optimal (normalisation des glycémies), déjà avant la conception et durant toute la grossesse,
- être suivie régulièrement par une équipe compétente

En cas de grossesse, on notera que :

- le diabète est plus difficile à équilibrer au fur et à mesure que celle-ci avance
- les complications diabétiques ne s'aggravent en général que peu ou même pas du tout
- l'hypoglycémie modérée ne semble pas nuire à l'enfant

Cas spécial : le diabète *gestationnel*.

C'est un diabète qui APPARAÎT au cours de la grossesse. Le traitement repose sur le programme alimentaire et, si nécessaire, l'insuline. Il disparaît après l'accouchement dans la majorité des cas.

---

[1] Cette situation est tout à fait différente de celle d'une grossesse diabétique : dans le diabète gestationnel, la perturbation glycémique apparaît généralement vers la fin du deuxième ou le début du troisième trimestre ; à ce moment-là, le foetus est déjà complètement formé depuis longtemps et n'est plus à risque de malformation éventuellement induite par les « analogues ».

Chapitre 10

Diabète et contraception

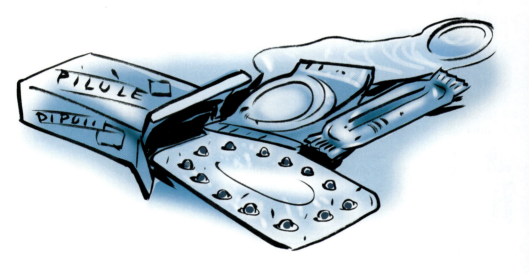

1. Généralités

Le diabète, – surtout lorsqu'il est mal équilibré –, peut perturber sérieusement la sexualité de l'homme en provoquant difficultés d'érection ou impuissance ; il semble ne pas en être de même chez la femme diabétique.

Plusieurs études récentes n'ont en effet montré aucune différence significative entre femme diabétique et non diabétique, sur le plan de la **libido** (appétit sexuel), des rapports sexuels et de l'obtention d'un **orgasme**.

Toutefois, ceci peut ne pas être le cas lorsque le contrôle métabolique est chroniquement perturbé (hyperglycémie chronique) : on observe alors une forte proportion d'infections vulvo-vaginales (mycoses, infections bactériennes), qui peuvent rendre les rapports sexuels tout à fait impossibles, car douloureux. De plus, les cycles peuvent perdre leur régularité et l'indice de fertilité diminuer.

Comme nous l'avons mentionné dans le chapitre précédent, il est primordial de planifier la grossesse, de façon à ne pas commencer celle-ci lors d'une période de déséquilibre glycémique, ceci dans l'intérêt mutuel de la mère et du fœtus. C'est dire qu'une contraception efficace et adéquate doit être recherchée par la femme diabétique. Plusieurs méthodes sont utilisables, mais la meilleure restera celle qui est la mieux acceptée par le couple. Ici, le rôle du médecin consiste à présenter ces différentes méthodes au couple qui désire éviter une grossesse non souhaitée ni planifiée, en discutant leurs avantages, leur efficacité et leurs inconvénients.

Le médecin devra également rechercher les facteurs de risques pouvant contre-indiquer une contraception hormonale, par exemple :

- tabagisme : 15 cigarettes par jour ou davantage
- antécédents de **phlébite*** ou de **thrombo-embolie***, varices graves
- obésité
- diabète instable, difficile à équilibrer
- atteinte grave de la rétine (rétinopathie) ou des reins (néphropathie) ou atteinte des grosses artères (artériopathie)
- hypertension artérielle

2. Les différentes méthodes contraceptives

2.1 CONTRACEPTION HORMONALE

Les pilules contraceptives à haute teneur en oestrogènes ont été associées à un risque nettement accru de maladie thrombo-embolique, d'**ictus*** cérébral, d'infarctus du myocarde, particulièrement chez la femme de plus de 35 ans, fumeuse, hypertendue.

Les préparations dites mini- ou microdosées (0.035 mg d'oestrogène ou moins) sont recommandées actuellement et présentent un risque beaucoup plus faible.

La pilule de 3e génération (où le progestatif est le *désogestrel* ou le *gestodène*) est « sûre » pour la femme diabétique : son effet sur la glycémie et les lipides est minime ! Cependant, avant toute prise de pilule contraceptive, il est nécessaire de contrôler la pression artérielle, les lipides sanguins et... de s'abstenir de fumer !

a) **Pilule combinée** (contenant les deux hormones de l'ovaire, **œstrogène*** et **progestérone***). Ses avantages sont un excellent contrôle du cycle et une sécurité comportant moins de 1% d'échec.
Ses inconvénients sont un effet déstabilisant possible du diabète, surtout lié à la dose de progestérone, pouvant nécessiter une augmentation des doses d'insuline. La pilule combinée est contre-indiquée en cas d'hypertension, d'atteinte sévère du rein ou de la rétine, lorsque les taux de graisses dans le sang restent élevés, en cas de tabagisme, de maladie du foie et lorsque la femme est âgée de plus de trente-cinq ans ou que son diabète a duré plus de dix ans. Elle est aussi contre-indiquée en cas de **thrombophlébite***.
On propose actuellement des pilules microdosées, contenant très peu d'oestrogènes : elles semblent être beaucoup mieux tolérées sur le plan général et diabétique.

b) **Pilule progestative pure** : c'est une pilule qui ne contient pas d'oestrogènes mais uniquement l'hormone de la 2e partie du cycle, appelée **progestérone**. Cette pilule, généralement faiblement dosée, a un léger effet diabétogène et influence moins la pression artérielle et les graisses du sang, bien que certaines pilules progestatives puissent diminuer le « bon » cholestérol (HDL). Son inconvénient, par rapport à la pilule précédente, réside dans un taux d'échec légèrement supérieur (1 à 3% des cas).

c) **Pilule du « lendemain »** : il s'agit d'une contraception pour situation d'exception. Cette pilule contient les deux hormones de l'ovaire, un oestrogène et un dérivé de la progestérone (p. ex. Néogynon-21®, Tetragynon®) : la dose est de 2 comprimés à 12 heures d'intervalle, après un rapport sexuel non protégé. Lorsqu'elle est prise rapidement (12 à 24 heures après le rapport, au plus tard 48-72 heures après), la pilule du lendemain permet de réduire le risque de grossesse de 75% environ. Cette méthode ne convient en aucun cas à la contraception régulière.
Il existe une nouvelle « pilule du lendemain », composée uniquement d'un dérivé de la progestérone, le Lévonorgestrel (Norlevo®). Elle n'est pas en vente dans tous les pays.

d) **RU 486** : cette substance, qui a soulevé beaucoup de polémiques, n'est pas un contraceptif, mais un *abortif* ; de ce fait, elle peut heurter la sensibilité de beaucoup de femmes (et de couples). Elle est commercialisée sous le nom de Mifégyne® (mifépristone). Il s'agit d'un produit qui n'est disponible que de cas en cas : une fois la grossesse reconnue et l'autorisation d'avortement donnée par le médecin habilité juridiquement à le faire, le gynécologue administre une dose de 2-3 comprimés en une prise, puis dans les 36 heures suivantes, un comprimé de Cytotec® (misoprostol), une substance qui est utilisée en salle d'accouchement pour induire celui-ci. L'expulsion de l'embryon aura lieu peu après. La législation d'application est variable d'un pays à l'autre, elle est encore très restrictive et contrôlée.

e) **Système Norplant** : il se compose de six capsules de Silastic implantées sous la peau du bras et libérant un dérivé de la progestérone (lévonorgestrel), de façon lente et continue. Efficacité : 99% à 1 an, 96% entre 2-5 ans. Inconvénients : irrégularités menstruelles, augmentation des besoins en insuline (type 1) ou aggravation de l'intolérance au glucose (type 2). Ce système existe sous diverses formes. Demandez conseil à votre gynécologue.

2.2 MÉTHODES MÉCANIQUES

a) Stérilets

Il s'agit d'un petit appareil en plastique ou en cuivre, que le gynécologue place à l'intérieur de l'utérus. C'est une méthode relativement sûre, le taux d'échec n'étant que de 2 à 4%. Comme il s'agit d'une méthode non médicamenteuse, elle n'exerce aucun effet métabolique sur le diabète et serait donc à conseiller en premier choix, essentiellement chez la femme ayant déjà eu une grossesse. Plus récemment, un stérilet libérant un dérivé de la progestérone a été introduit sur le marché. Son remplacement doit être annuel, mais certains produits garantissent une efficacité de plusieurs années. Le stérilet de cuivre peut être laissé en place plusieurs années. A noter que celui-ci peut aussi être posé par le gynécologue dans la semaine qui suit un rapport sexuel non protégé, comme méthode *interruptive* de grossesse. Elle s'avère très efficace.

b) Préservatifs et diaphragmes

Le seul avantage de ces méthodes est qu'elles n'exercent aucun effet métabolique défavorable sur le diabète. Leur inconvénient principal est qu'il s'agit de méthodes relativement peu sûres, le taux d'échec pouvant être compris entre 8 et 20% ! Le diaphragme doit en général être combiné avec un gel ou des ovules spermicides, ce qui permet de limiter le taux d'échec à moins de 10% environ. Le préservatif est un excellent moyen de prévention des maladies sexuellement transmissibles (syphilis, herpès, gonorrhée, hépatites B et C et SIDA).

c) Tampon vaginal

Il s'agit d'un tampon poreux, comme une petite éponge, contenant un gel spermicide, que la femme place dans le vagin, avant le rapport sexuel. Cette méthode a une efficacité toute relative, le taux d'échec étant compris entre 5 et 10%. Elle peut se compliquer souvent d'irritation vaginale et d'infection et n'est pas volontiers acceptée par le couple.

d) Méthode dite des « températures » (méthode d'Ogino ou dérivées)

Cette méthode est actuellement démodée, peu sûre.

2.3 RECOMMANDATIONS GÉNÉRALES POUR LA CONTRACEPTION CHEZ LA FEMME DIABÉTIQUE

Dans le diabète insulinodépendant, on propose plus volontiers une contraception mécanique en premier choix. Si celle-ci n'est pas acceptée ou entraîne des désagréments locaux ou dans la vie sexuelle du couple, on proposera une contraception hormonale, d'abord avec une pilule combinée (oestrogènes et dérivés de la progestérone), *microdosée*, ou, en dernier choix, une pilule progestative pure.

Lorsqu'il existe des facteurs de risques associés (tabac, hypertension artérielle, excès de graisse dans le sang, obésité) on proposera toujours une contraception mécanique ou, chez la femme plus âgée (plus de trente-cinq ans ou ayant déjà complété sa famille), une *stérilisation**; éventuellement une *vasectomie** (époux). Si ces mesures ne sont pas acceptées, essayer une pilule progestative pure, sous contrôle régulier de la glycémie, de la pression artérielle et des graisses sanguines.

En cas de diabète insulinodépendant présentant des complications graves au niveau de la rétine et/ou des reins, il faudra toujours envisager une contraception mécanique ou, en cas de famille complète, une stérilisation. La contraception hormonale est à déconseiller.

Ces recommandations sont également valables pour le diabète de type 2.

3. Résumé pour les couples pressés

Méthodes contraceptives recommandées :
1er choix : stérilet (sauf pour les femmes n'ayant pas eu d'enfant)
2e choix : pilule combinée microdosée
3e choix : pilule progestative pure

Si la patiente est hypertendue, tabagique, obèse et/ou qu'elle présente une rétinopathie : stérilet ou stérilisation.
Alternative de choix trop rarement proposée : vasectomie du partenaire.

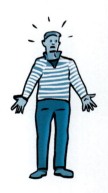

CHAPITRE 11

Vivre avec son diabète

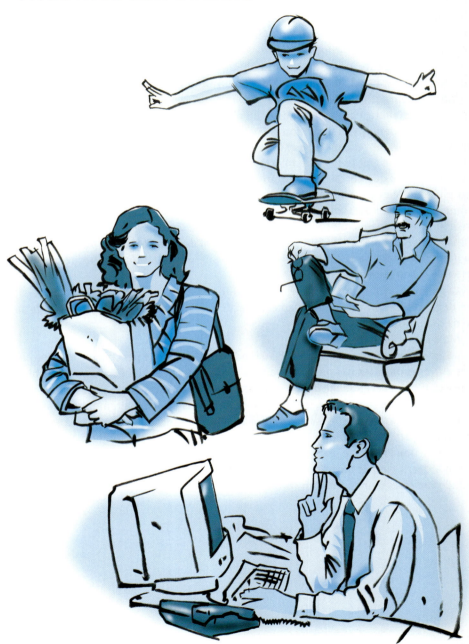

Le diabète représente une perturbation **chronique** du métabolisme, dont la manifestation la plus simple à évaluer est l'hyperglycémie. C'est une maladie n'ayant aucune tendance à guérir spontanément. Les rémissions, relativement peu fréquentes, ne sont que transitoires, sauf exception.

C'est la raison pour laquelle le diabétique doit apprendre à vivre avec sa maladie et à vivre le mieux possible ce « mariage forcé ». Mais ceci n'est pas chose facile et demande un énorme effort, tant de la part du patient et de sa famille, que de celle de l'équipe soignante : médecins, infirmières, diététiciennes.

En effet, il n'existe, pour le patient diabétique, qu'une seule raison d'apprendre le plus possible de notions sur sa maladie et, pour l'équipe soignante, qu'un seul objectif dans les soins et l'éducation qu'elle prodigue aux diabétiques : assurer le meilleur équilibre du diabète, pour en minimiser au maximum les complications à long terme.

Or, il est évident qu'un diabétique ne vit pas tout à fait comme un non diabétique. Même si, depuis tant d'années, les efforts de nombreuses équipes spécialisées dans le traitement de ces patients tendent à leur apprendre à vivre « normalement », il n'en reste pas moins que certaines contraintes sont inévitables et rendent l'existence un peu plus compliquée : l'impossibilité de manger n'importe quoi et à n'importe quel moment, la difficulté d'avoir une activité physique imprévue et non planifiée, la nécessité d'injecter plusieurs fois par jour de l'insuline ou de prendre régulièrement des comprimés antidiabétiques et de faire très régulièrement des contrôles glycémiques au bout du doigt, tout cela peut contribuer à marginaliser les diabétiques. Comme ce serait agréable si l'on pouvait s'en passer !...

La garantie la plus sûre du succès thérapeutique est entre les mains du patient : c'est son degré *d'acceptation* de la maladie. Et ceci modulera grandement la qualité de sa vie de diabétique.

Mais rien n'est moins simple...

« **Bien vivre avec son diabète** » est, au fond, le but recherché par chacun. Mais l'équilibre entre les deux termes de ce souhait est ténu : souvent le diabétique voudra « bien vivre » tout court et l'équilibre de son diabète en souffrira. D'autres fois, il sera si concerné par la question de sa maladie, que sa qualité de vie sera temporairement médiocre.

Donc, tout l'art réside dans l'adaptation psycho-émotive du patient face à sa maladie, en essayant de trouver un juste équilibre entre le maintien d'un bon contrôle du diabète et une vie active, agréable, en un mot normale ou presque...

On a décrit cinq étapes psychologiques différentes que traversent la plupart des malades atteints d'une affection chronique :

1. Le refus de la réalité

C'est la réaction courante, logique, au reçu d'un « diagnostic-couperet » peu réjouissant.
S'entendre dire que l'on est diabétique est un choc qui va perturber plus ou moins fortement l'équilibre psychologique d'une personne. La seule parade sera émotive, non réfléchie : « non ce n'est pas possible, le médecin a dû se tromper »... Ce qui conduit inévitablement le patient à consulter ailleurs, pour confirmer ou infirmer, si possible, ce diagnostic erroné.

Cette période est celle où le patient sera le plus négligent dans sa prise en charge : elle peut durer plus ou moins longtemps, surtout si le diabète est peu ou pas symptomatique, c'est-à-dire qu'il ne perturbe pas le bien-être du patient.

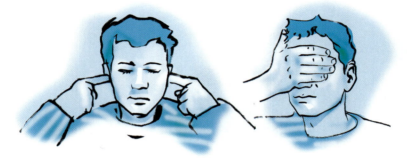

2. La révolte

Lorsqu'il n'y a plus aucun doute sur la réalité du diagnostic ou lorsque la maladie commence à se manifester et à déranger, alors commence une phase nouvelle, caractérisée par la **révolte**, parfois l'agressivité vis-à-vis de l'entourage. C'est le « non, pas moi ! »... et l'émoi psychologique bien compréhensible du patient se traduira souvent par une attitude peu coopérante ; il utilisera d'ailleurs ce genre de réaction pour ne pas participer à un programme d'information sur le diabète et son traitement, ou pour critiquer tout ce que l'on essaie de lui enseigner. C'est le désespoir et la révolte de se sentir seul, pas comme les autres...

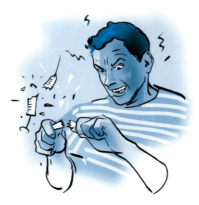

3. LE MARCHANDAGE

Le malade, résigné, va accepter certains aspects de son traitement, mais de loin pas tous. Par exemple, après avoir constaté, à ses dépens, que sans insuline il n'est vraiment « pas bien du tout », il acceptera de se faire une, voire deux injections d'insuline par jour, mais généralement pas davantage.

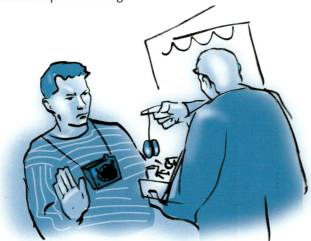

« Bon, d'accord, j'en ferai deux par jour, mais pas plus !... et je veux manger ce qui me plaît » ! D'autres patients ajouteront « quant à me piquer chaque jour au bout du doigt, n'y comptez pas, Docteur » !...

Toutes les excuses sont bonnes : manque de temps, impossible au bureau, les WC ne sont pas assez propres, cela me fait mal et m'empêche de taper sur le clavier de mon ordinateur, et ainsi de suite...

Toutefois, il y a progrès indubitable puisque, pendant cette période, le patient **accepte** quand même **partiellement** sa maladie et son traitement.

4. PHASE DÉPRESSIVE ; REMISE EN QUESTION

A force de vivre tous les jours « ce diabète » le patient finit par se poser quelques questions :

- que vais-je devenir, avec ce diabète ?
- comment vais-je pouvoir vivre normalement ?
- vais-je être capable de faire tout ce que le médecin, la diététicienne et les autres m'ont enseigné ?
- dois-je changer de profession ?
- pourrais-je me marier, avoir des enfants ? Seront-ils aussi diabétiques ?

et bien d'autres encore...

Cette remise en question survient lorsque le patient prend conscience qu'il **doit**, d'une manière ou d'une autre, intégrer ce fameux DIABETE dans sa vie quotidienne. Ceci est souvent la source d'un **état dépressif** insidieux, difficile à reconnaître.

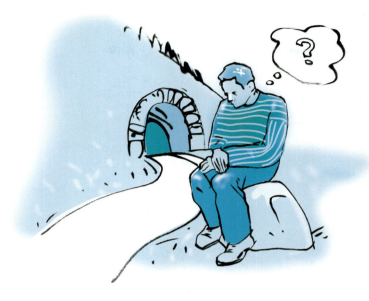

5. Acceptation active

« Bon, je suis diabétique, d'accord ».
« Mais je vois qu'avec quelques ajustements et un peu de discipline, je ne vis pas si mal que cela !... » Que de fois n'avons-nous pas entendu ce genre de réflexion...
Cette démarche prend du temps, mais tôt ou tard, nombreux sont les diabétiques qui finissent par accepter leur diabète comme **partie intégrante** de leur personne et non pas comme une tare quelconque. « Accepter » ne signifie pas que l'on soit heureux d'être diabétique, mais uniquement que l'on a atteint un stade de **maturité psychologique** qui, grâce aux connaissances acquises, va permettre au diabétique d'intégrer sa maladie le plus harmonieusement possible dans toutes les activités quotidiennes de sa vie : profession, sports, études, vie socio-affective, loisirs, etc.
A ce stade, le diabétique est, en principe, capable d'ajuster au mieux la situation du moment à sa maladie.
Il en accepte certaines contingences, au prix desquelles il s'aperçoit que sa qualité de vie est tout à fait satisfaisante et acceptable.
Les difficultés de la vie de tout un chacun font souvent remettre en question cet équilibre fragile et le patient diabétique peut repasser par l'une ou l'autre des phases décrites auparavant. D'ailleurs, l'évolution que nous venons de décrire n'est pas univoque : d'autres cheminements sont possibles.
L'**acceptation**, enfin, est une attitude **active** : cela signifie que le diabétique est directement responsable de son traitement et de son bien-être : il est « engagé », il est son propre « **manager** ».

6. Résumé pour le lecteur pressé

Vivre avec une maladie chronique, c'est passer par différents stades d'acceptation ou de refus de celle-ci. La durée de passage d'un stade à l'autre est variable. On a l'habitude de distinguer :

- le refus de la réalité
- la révolte
- le marchandage
- la dépression
- l'acceptation active

Apprenez à connaître votre diabète pour mieux le contrôler.

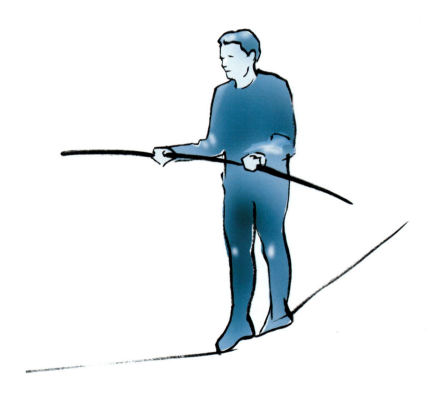

Chapitre 12

Hérédité

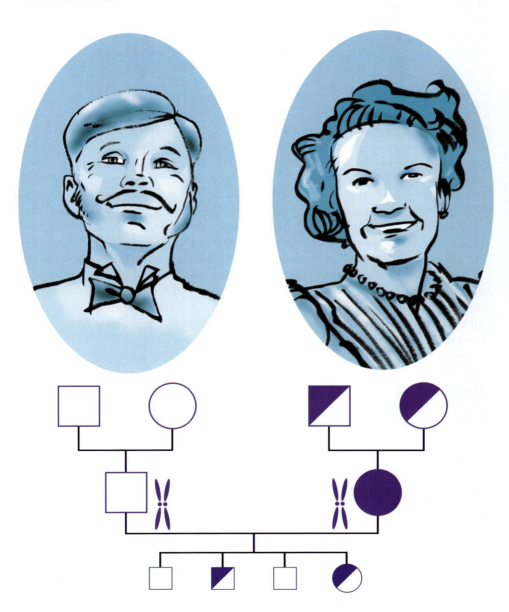

Le diabète, qu'il soit insulinodépendant (type 1) ou non insulinodépendant (type 2) est une maladie où l'hérédité joue un rôle important et certain.

Le mode de transmission du diabète de type 1 n'est que très partiellement connu; il en va de même pour le diabète de type 2. L'hérédité du diabète reste un problème très complexe; c'est le « cauchemar des **généticiens*** », selon l'expression d'un éminent savant; l'on découvre « presque chaque jour » des *mutations* génétiques dans le diabète de type 2, mais elles n'expliquent qu'un petit pourcentage de cette forme de diabète.

1. Diabète de type 1

Dans ce cas, c'est un « terrain » prédisposant qui est transmis aux enfants : certains caractères prédisposants, localisés sur la 6e paire de nos **chromosomes***, représentent l'**élément favorisant** de base, **mais ne sont pas la cause du diabète** : 95% des patients ont l'un ou l'autre de ces facteurs. Or, dans la population européenne générale, 50% des gens possèdent aussi l'un ou l'autre de ces facteurs prédisposants, sans être diabétiques : les diabétiques de type 1 ne représentent que 0,4 à 0,5% de cette population. Ceci démontre donc que d'autres facteurs jouent un rôle important dans le développement de la maladie. Ces facteurs peuvent être d'autres caractères héréditaires encore mal identifiés et/ou des éléments liés à l'**environnement** : certains virus ou toxines alimentaires, bactériennes ou chimiques. En effet, si le diabète de *type 1* (insulinodépendant) n'était qu'une maladie purement héréditaire, il toucherait toujours chacun des *jumeaux vrais* (issus d'un même œuf), dès lors que l'un d'entre eux présente cette forme de diabète. Or il n'en est rien : différentes études ont montré que le deuxième jumeau ne devient diabétique que dans 25 à 30% des cas !

Seuls ou réunis, ces facteurs induisent une réaction de défense aberrante dans notre organisme, au cours de laquelle certains globules blancs très spécialisés, appelés **lymphocytes T** « **tueurs** », commencent à agresser peu à peu les cellules bêta du pancréas ; ce processus va prendre quelques mois à plusieurs années. Lorsque 90% environ des cellules bêta seront détruites, le diabète insulinodépendant apparaîtra.

Le processus est résumé ci-après :

Susceptibilité génétique (hérédité)
↓
Facteurs de l'environnement (facteurs précipitants)
↓
Activation immunologique (lymphocytes « tueurs »)
↓
Lente destruction des cellules bêta
↓
Anomalie de la sécrétion d'insuline
↓
Diabète de type 1

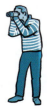

2. Diabète de type 2

Bien que le diabète de type 2 soit davantage lié aux seuls facteurs héréditaires, les mécanismes de transmission de ce diabète sont presque inconnus. Ils ne sont pas liés à des caractères héréditaires situés sur le chromosome 6, comme dans le diabète de type 1.

Toutefois, les études de concordance sur les jumeaux vrais, dont l'un devient diabétique *non insulinodépendant*, ont révélé que l'autre jumeau deviendra également diabétique non insulinodépendant dans près de 70% des cas dans les six ans et plus de 90% des cas dans les dix ans.

Cette concordance a été constatée même lorsque l'un des jumeaux vivait dans un environnement différent. Ceci montre bien l'importance prépondérante de l'hérédité.

Dans ce cas, d'autres facteurs, non liés à une autoagression immunologique, jouent un rôle révélateur : ce sont le mode de vie, l'environnement, le poids ; en effet, près de 80% des diabétiques non insulinodépendants présentent un excès pondéral.

3. Que dire, alors, à un couple qui désire avoir un enfant ?

La première chose est qu'il est impossible, même pour les spécialistes, de donner une réponse précise quant au risque encouru par un enfant de parents diabétiques. Tous les chiffres que nous possédons actuellement pour évaluer ce risque sont tirés d'études sur de larges populations et ne reflètent que des **moyennes statistiques** ; les extrapoler à l'intérieur d'une simple famille peut être tout à fait incorrect : le message risque d'être interprété de façon optimiste ou pessimiste selon le caractère des parents à qui l'on s'adresse... Il faut donc prendre les quelques réflexions qui suivent avec une certaine prudence.

Nous croyons pouvoir dire que le risque, pour un couple dont l'un des parents est diabétique **insulinodépendant** (type 1) d'avoir un enfant diabétique, est très faible.

1. De plusieurs études, il ressort qu'environ 2 % des enfants suivis jusqu'à l'âge de 20 ans, nés de **mère** diabétique de type 1, sont devenus diabétiques insulinodépendants (type 1). Lorsque c'était le père qui était diabétique de type 1, la proportion d'enfants devenus diabétiques insulinodépendants était de l'ordre de 6%. La différence entre ces deux fréquence n'a pas encore reçu d'explication satisfaisante.

2. Le risque est évidemment plus grand si les **deux parents** sont diabétiques insulinodépendants (type 1) : les chiffres varient entre 10 et 15% de risques, pour l'enfant, d'être également diabétique insulinodépendant ; suivant d'autres études publiées, ce risque pourrait s'élever jusqu'à 30%.

3. Si l'un des parents présente un diabète insulinodépendant (type 1), les risques que l'enfant devienne diabétique **non insulinodépendant** (type 2) à l'âge adulte, sont de l'ordre de 20 à 30%, surtout s'il cumule excès de poids et sédentarité.

4. Si l'un des parents est diabétique **non insulinodépendant**, la probabilité que l'enfant devienne, à l'âge adulte, aussi diabétique non insulinodépendant est d'environ 30 à 50%.
   Ce risque peut être fortement réduit si ce sujet, tout au long de sa vie, maintient un poids normal, mange de manière équilibrée et pratique régulièrement une activité physique.

5. Si les deux parents sont **diabétiques de type 2**, le risque pour l'enfant de devenir, à l'âge adulte, aussi diabétique (type 2) est de 70 à 80% !

6. Aucun des parents n'est diabétique, mais **un de leurs enfants** est **diabétique insulinodépendant** (type 1) : est-ce que l'un de ses frères ou sœurs va également devenir diabétique ?
   Environ 5 à 15% des frères et sœurs peuvent éventuellement devenir diabétiques insulinodépendants ; ceci, de nouveau, n'est qu'une moyenne : certains enfants peuvent être à plus grands risques que d'autres. Le risque est plus élevé de devenir, plus tard, diabétique de type 2.

Il existe aujourd'hui des tests de laboratoire très sophistiqués qui permettent de déterminer, par une simple prise de sang, quels sont **les enfants à risques**, lorsque l'un de ses frères ou sœurs souffre d'un diabète insulinodépendant.

Que faut-il penser de ce type de démarche, en dehors, par exemple, d'un programme de recherche bien précis ?

A ce jour, il paraît tout à fait **inutile** et même **dangereux** pour l'équilibre psychologique d'un enfant (par ailleurs en bonne santé) et de ses parents, de vouloir déterminer par cet examen s'il possède les facteurs de risques susceptibles de conduire à un diabète insulinodépendant.

En effet, vu le faible risque mentionné précédemment, comment cet enfant et ses parents vont-ils réagir devant un diagnostic **positif** ? Evidemment, par une anxiété bien compréhensible et tout à fait inutile, puisque pour le moment, nous n'avons pratiquement aucun moyen efficace et sûr d'empêcher la survenue d'un diabète de type 1.

Il en ira tout autrement le jour où la médecine sera en mesure d'apporter un **traitement préventif** efficace chez tous les enfants à risque élevé de développer un diabète insulinodépendant. Mais ce jour n'est pas encore arrivé, même si certains programmes de recherche actuellement en cours avec les médicaments immunomodulateurs ont apporté quelque lueur d'espoir.

> **En conclusion**, compte tenu du risque relativement faible de transmettre son diabète, on ne doit en aucune façon décourager un diabétique d'avoir des enfants.

4. Résumé pour le lecteur pressé

Le diabète résulte de l'action de facteurs externes sur un fond d'hérédité.
Les risques, pour un descendant de parents diabétiques, de l'être également un jour sont encore mal déterminés :

Si mère diabétique insulinodépendante (type 1) :
- risque environ 2% avant l'âge de 20 ans

Si père diabétique insulinodépendant :
- risque environ 6% avant l'âge de 20 ans.

Si père et mère sont insulinodépendants :
- risque environ 10 à 15% avant l'âge de 20 ans.

Si l'un des parents est diabétique non insulinodépendant (type 2) :
- risque de diabète non insulinodépendant de l'ordre de 30 à 50% à l'âge adulte.

Si les deux parents sont diabétiques non insulinodépendants :
- risque de 70 à 80% de devenir diabétique non insulinodépendant à l'âge adulte.

Si un frère ou une sœur d'un enfant est insulinodépendant :
- risque 5 à 15% de devenir diabétique insulinodépendant.

En conclusion :

Les risques sont MODESTES, donc aucune raison de décourager les diabétiques d'avoir des enfants.

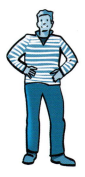

Chapitre 13

Le diabète de l'enfant et de l'adolescent

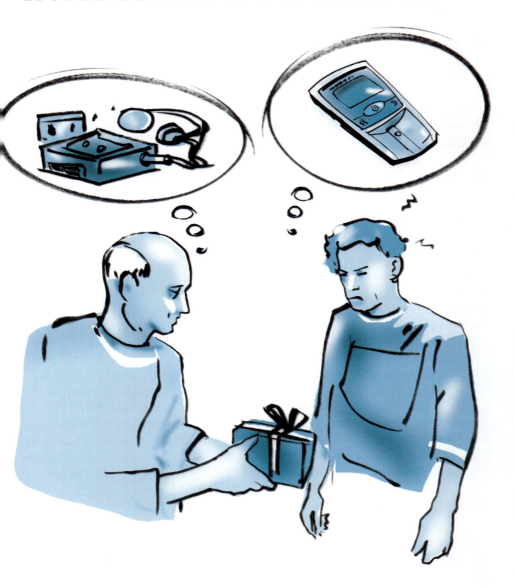

1. Introduction

Il s'agit presque toujours d'un diabète de type 1 (insulinodépendant). Les modalités de traitement sont celles de ce type de diabète :

- une planification alimentaire correcte permettant une croissance normale ainsi que la pratique des sports
- un traitement insulinique si possible intensifié
- une estimation de la qualité du contrôle diabétique par le dosage régulier de la glycémie

L'apparition du diabète chez un enfant entraîne, dans la plupart des familles, un état de choc psychologique, avec manifestations de colère, peur, culpabilité et désespoir. Cette situation va affecter les parents, les autres enfants de la famille ainsi que l'enfant atteint.

Dans ces circonstances, l'intégration du diabète dans la vie de la famille va demander du temps et une aide attentive et dévouée de l'équipe soignante.

2. Traitement

2.1 L'insuline

En général, le diabète de l'enfant ou de l'adolescent se traite par plusieurs doses quotidiennes d'insuline. Il s'agit souvent du mélange d'une insuline retard avec une insuline d'action rapide deux fois par jour ou, méthode de plus en plus adoptée, l'association d'une insuline retard le soir avec des injections d'insuline rapide avant chaque repas (voir p. 71).

Un phénomène rencontré très fréquemment dans le diabète juvénile est la phase de **rémission**, qui consiste en une diminution progressive des besoins en insuline dans les semaines qui suivent l'apparition et le traitement de la maladie. Bien souvent, elle apporte l'espoir, toujours démenti, de la disparition du diabète. Dans ces conditions, l'habitude est de ne pas interrompre complètement l'insuline, quitte à n'en donner que quelques unités par jour. Il est plus simple, lorsque les besoins s'en feront à nouveau sentir, d'augmenter les doses plutôt que de recommencer un traitement ; cela évite d'encourager le faux espoir d'un arrêt définitif de l'insuline ou d'une pseudo-guérison !

2.2 PROGRAMME ALIMENTAIRE

Il correspond à la planification décrite au chapitre 3.3.

Le but des programmes alimentaires est de permettre une croissance normale et une activité sportive. L'apport énergétique varie bien entendu en fonction de l'âge ; il est de l'ordre de 1 100 Kcal/jour à un an, en augmentant de 100 Kcal/jour par années d'âge jusqu'à l'âge de la fin de la croissance. Ensuite, l'apport énergétique devra être réévalué avec la diététicienne.

Il peut être nécessaire d'avoir plusieurs programmes alimentaires à disposition, l'un pour les jours actifs, l'autre pour les jours inactifs.

L'usage des collations est capital, principalement pour éviter les hypoglycémies nocturnes. Cependant, la mise sur le marché d'insuline ultrarapide et ultracourte, de plus en plus utilisée avant les repas, a rendu l'usage des collations intermédiaires moins impératif. De plus, une attitude préventive s'impose face aux maladies cardio-vasculaires, en recommandant l'emploi d'aliments pauvres en graisses.

3. Activité physique

Elle doit être encouragée ; elle est d'ailleurs spontanément plus importante chez l'enfant que chez l'adulte. Son irrégularité peut être génératrice d'un contrôle glycémique anarchique. Dans ces conditions, il est évident que, dans la mesure du possible, elle devrait être régulière, si possible planifiée et faire l'objet d'ajustements des programmes alimentaires et de l'insuline (voir chapitre 3.6).

La participation à des camps pour enfants diabétiques est vivement recommandée. En effet, ces institutions procurent un encadrement remarquable des jeunes diabétiques, favorisent l'information et l'apprentissage en « temps réel » des situations de la vie courante de l'enfant et surveillent très attentivement le contrôle glycémique obtenu.

4. L'éducation

Il est souhaitable que les parents de jeunes enfants puissent suivre des sessions éducatives dans les services de diabétologie existant dans certains hôpitaux. Les enfants en âge scolaire devraient également participer à ces séances.

En règle générale, les décisions concernant le traitement insulinique (injections, doses) ne devraient pas être laissées à l'initiative de l'enfant avant l'âge de l'adolescence.

L'estimation du contrôle du diabète repose, comme chez l'adulte, sur la mesure des glycémies. Une particularité de l'enfant est celle d'avoir un **seuil rénal** d'élimination du glucose **bas**, ce qui explique la fréquence des glucosuries positives dans cette catégorie de diabétiques. C'est dire qu'estimer la qualité d'équilibre du diabète sur les seules glucosuries est insuffisant et actuellement dépassé. Le test d'urine garde toute sa valeur lorsqu'on doit détecter la présence d'**acétone**. La mesure de la glycémie permet d'apprécier beaucoup plus finement l'état de contrôle et doit être recommandée.

5. Scolarité

L'enfant et l'adolescent diabétiques ont, plus que d'autres, le désir de ne pas paraître « différents » de leurs camarades de classe ou d'apprentissage. Si les enseignants doivent être informés que tel élève ou apprenti(e) est diabétique, c'est uniquement dans le but de permettre une intervention adéquate en cas d'hypoglycémie ; il est inutile d'avoir un égard particulier pour un jeune diabétique, qui ne désire surtout pas être considéré comme un « phénomène » ; l'autorisation, pour lui, de manger des collations intermédiaires, si celles-ci sont indispensables, est un geste nécessaire et suffisant.

6. Adolescence et puberté

L'adolescence est en soi un élément de surcharge naturelle au poids psychologique que représente le diabète : les profonds changements corporels, hormonaux et psycho-affectifs qui l'accompagnent parfois perturbent souvent tout l'édifice du contrôle métabolique, auparavant excellent. C'est dire que cette période peut s'avérer particulièrement délicate. Elle va demander aux parents et aux « soignants » une grande disponibilité, une compréhension bienveillante mais aussi une aide discrète.

Le diagnostic de diabète, fait tout au début de la puberté, se caractérise généralement par une phase initiale d'acceptation, car il y a un fort désir et une croyance non moins solide de guérison et de disparition de la maladie ; ceci est d'autant plus vrai qu'une insulinisation précoce et adéquate amène souvent une rémission plus ou moins complète de la maladie (rémission qui s'étend de quelques semaines à plusieurs mois, rarement davantage). Ce sentiment est étayé par l'observation des besoins quotidiens d'insuline qui ne cessent de diminuer.

Quand la maladie reprend, l'adolescent passe alors par une phase de réapprentissage des contingences parfois oubliées, ce qui l'amène très souvent à une troisième phase de découragement et de refus qui peut durer jusqu'à la fin de sa puberté. Finalement, c'est l'acceptation, euphémisme qui recouvre souvent une résignation !...

Chez l'adolescent diabétique, la puberté se fait en général tout à fait normalement. Parfois, cependant, elle peut être tardive, jusqu'à 18 ans chez un garçon et 16 ans chez une jeune fille (premières menstruations). Au-delà, l'avis d'un endocrinologue ou d'un gynécologue est nécessaire. L'irrégularité cyclique n'est pas propre au diabète. Cependant, un équilibre diabétique médiocre entraîne souvent, si cette situation perdure, une perturbation des « commandes » hormonales entre l'**hypophyse*** et l'ovaire : les cycles menstruels deviennent alors irréguliers. Les besoins en insuline varient au cours du cycle menstruel, augmentant légèrement durant la deuxième moitié du cycle (phase dite « lutéale ») pour redescendre juste avant la menstruation.

7. Vivre avec son diabète

Les phases décrites au chapitre 11 sont particulièrement évidentes chez l'enfant ou l'adolescent diabétique. Les phases de refus et de révolte peuvent conduire à un contrôle très anarchique du diabète, voire même, dans certains cas, à l'arrêt de l'insuline avec, comme conséquence, une acidocétose. Ceci se remarquera principalement à la puberté, où l'adolescent entend s'affranchir des contraintes familiales ou médicales que lui imposent la société et sa maladie.

Plusieurs études ont montré, le plus souvent chez la jeune fille ou la femme très jeune, que l'hémoglobine glyquée constamment élevée (10% ou davantage) traduit généralement l'*omission* délibérée d'insuline plusieurs jours par mois, dans l'intention de ne pas prendre de poids et, si possible même, d'en perdre !

8. Choix d'une profession

La législation n'est pas toujours claire face aux problèmes professionnels que pourrait susciter un diabète : elle varie d'un Etat à l'autre, s'appuie le plus souvent sur des faits de jurisprudence. En général, certaines professions impliquant une large responsabilité publique ou collective ne sont pas autorisées aux diabétiques insulinotraités. Le choix d'une profession se portera donc sur d'autres activités que conducteur de transports publics, pilote d'avion, pompier, ou membre de profession à horaires irréguliers et/ou à activité physique extrêmement variable.

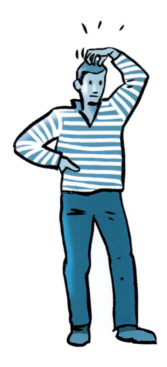

Chapitre 14

Voyages intercontinentaux

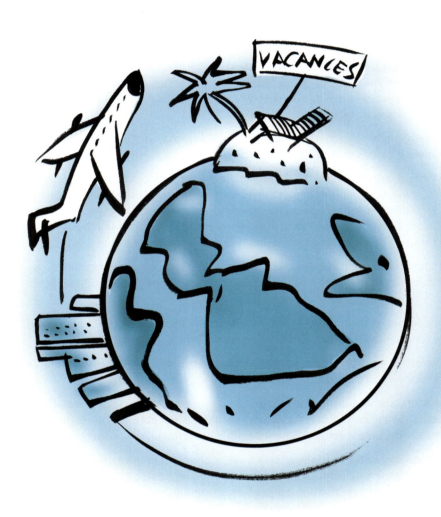

Les conseils qui suivent concernent essentiellement les voyages aériens

1. Conseils généraux

1. La première chose à faire est de discuter de votre projet de voyage avec votre médecin ou votre diabétologue. Plus votre séjour sera lointain et prolongé, plus il faudra le planifier avec soin et envisager, si possible, tous les cas de figure susceptibles de se présenter et de poser problème.

2. Renseignez-vous soigneusement sur les décalages horaires et sur le temps total de votre voyage, en tenant compte également des escales et des repas (à bord ou lors de ces escales). En effet, sur certains trajets secondaires, plus courts, mais qui peuvent tomber sur une heure de repas ou de collation, il se peut qu'aucun repas ne vous soit offert par la compagnie aérienne ! Ceci n'est pas exceptionnel. Il faudra donc toujours prévoir au moins un sandwich dans votre bagage à mains pour le cas où cette situation surviendrait.

3. Allez-vous allonger votre journée ou, au contraire, la raccourcir ? Sachez exactement de combien d'heures sera ce changement.

4. Outre votre provision habituelle d'insuline, de médicaments et votre matériel de contrôle (urine, sang), prenez une petite réserve supplémentaire que vous aurez sur vous dans l'avion. Ainsi, vous ne serez pas démuni si l'un de vos bagages s'égare ou si les flacons d'insuline se brisent accidentellement. Attention : l'insuline peut geler dans la soute à bagage de certains avions ! Renseignez-vous avant le départ.

5. Prenez toujours du sucre avec vous et du Glucagon si vous voyagez avec quelqu'un qui en connaît l'usage. Si ce n'est pas le cas, il serait bon de l'en instruire avant le départ.

6. Evitez de partir si votre diabète est mal équilibré ou en période d'instabilité. Un grand voyage représente alors trop d'aléas et ne pourrait qu'aggraver la situation.

7. Il peut être utile, agréable et sécurisant, de voyager avec une personne qui vous connaît bien et connaît votre diabète.

8. Ayez toujours avec vous un document attestant que vous êtes diabétique, mentionnant votre traitement et ce qu'il faut faire en cas de malaise (par exemple une forte hypoglycémie). Ce document sert également à justifier les seringues que vous transportez.

9. Procédez aux vaccinations recommandées ou autres mesures prophylactiques à **temps** : elles ne sont pas contre-indiquées chez les diabétiques, mais pourraient éventuellement causer une perturbation passagère de l'équilibre glycémique, qu'il faudra reconnaître et corriger **avant** le départ.

10. Pensez à vos **pieds** ! Beaucoup de voyages signifient visites, découvertes, donc marche : ayez les bons souliers qui ne risquent pas de blesser vos pieds.

Un voyage peut être source de déséquilibre. Renforcez l'usage des glycémies de façon à ajuster au mieux votre traitement. Munissez-vous donc de matériel de test en suffisance ! Et n'oubliez pas : en cas de glycémie élevée, toujours tester les urines à la recherche d'acétone (voir chapitre 6).

2. Diabétiques traités par régime seul

Ni les fuseaux horaires, ni la régularité des repas ou des collations n'impliquent pour vous un ajustement délicat. Le seul problème consistera à suivre le mieux possible votre régime, ce qui n'est pas toujours facile à l'étranger et en vacances !

3. Diabétiques prenant des hypoglycémiants oraux

Si vous prenez un médicament à durée d'action courte (Glibénèse®, Glucophage®), ou très courte (glinides), vous pouvez prendre une dose supplémentaire si la journée ou la nuit est prolongée de plus de 4 heures et comporte un repas.

Si vous prenez un médicament à durée d'action moyenne ou longue (Daonil®, Euglucon®, Diamicron®, Glutril®, Amaryl®), ne changez rien à votre traitement.

Si la journée est raccourcie de plus de 4 heures, ne prenez pas la dose de fin de journée, vous recommencerez votre traitement habituel dès le lendemain matin. N'oubliez pas que les glinides ne se prennent qu'avec un repas ou une collation. Les glitazones ne nécessitent pas d'ajustement particulier.

Dans tous les cas, faites des tests (urine, sang), et prenez avec vous des petites collations, qui vous permettront de traiter éventuellement une hypoglycémie.

4. Diabétiques traités à l'insuline

Les ajustements sont ici un peu plus complexes.

Les voyages vers le Nord ou le Sud, ainsi que ceux vers l'Est ou l'Ouest qui ne dépassent pas deux fuseaux horaires, ne nécessitent généralement pas d'ajustement.

Pour les voyages Est/Ouest plus longs, la durée de la journée ou de la nuit pendant laquelle vous voyagez sera écourtée ou rallongée :

- si vous allez à l'Est, vous écourtez votre journée
- si vous allez à l'Ouest, vous allongez votre journée

Le principe de base consiste à **augmenter** ou à **diminuer** la dose d'insuline **en proportion de l'augmentation ou de la diminution de la journée.**

5. Exemples

1. VOYAGES VERS L'EST

A. Une injection d'insuline *intermédiaire* (« retard ») le matin. Réduisez votre dose en proportion de la diminution de la journée. Par exemple, d'un quart si vous perdez 6 heures.
Si vous faite un *mélange* insuline rapide – insuline intermédiaire, la réduction de la dose ne doit porter que sur l'insuline intermédiaire.
Si vous prenez un *mélange commercial* « fixe », la réduction portera malheureusement sur l'ensemble de la dose, ce qui n'est pas tout à fait le but recherché, mais il faudra s'en accommoder !

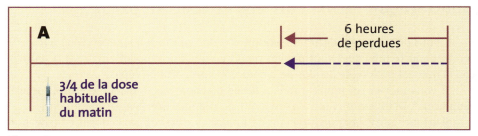

Fig. 37 A.

B. *Deux* injections d'insuline *intermédiaire* par jour. La réduction ne portera que sur la dose du soir, toujours en proportion du raccourcissement de la journée.
Si vous faites un *mélange* « insuline rapide – insuline intermédiaire », ne changez rien aux doses d'insuline rapide, modifiez uniquement la dose d'intermédiaire du soir.
En cas d'emploi de *mélange du commerce* « fixe », diminuez votre dose du soir, toujours en proportion du temps perdu.

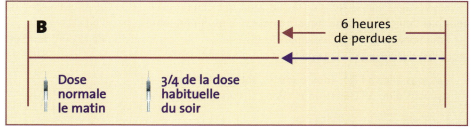

Fig. 37 B.

C. Votre traitement comporte 3 injections par jour : un mélange ou une simple intermédiaire le matin, une dose de rapide avant le repas du soir et une intermédiaire avant le coucher. Vous ne modifiez que cette dernière dose selon les règles énoncées plus haut.

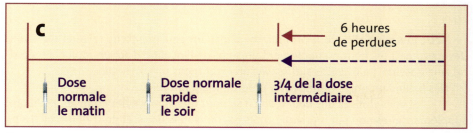

Fig. 37 C.

D. Programme « intensif » (trois injections de rapide – une avant chaque repas –, une injection d'insuline intermédiaire ou lente le soir ou matin et soir). Pas de réduction des doses de rapide avant les repas. Réduction de la dose d'intermédiaire ou de lente du soir en proportion de la perte de temps. Cette réduction peut, pour ceux qui font deux doses d'intermédiaire, être répartie sur les deux injections ou uniquement sur celle du soir.

N.B. L'utilisation des insulines *analogues* ultrarapides (Humalog®, NovoRapid®) oblige le plus souvent les patients à prendre trois injections d'insuline intermédiaire par jour. Ici également, seule l'injection du soir sera réduite selon les règles discutées précédemment.

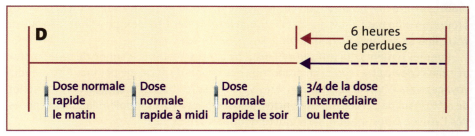

Fig. 37 D.

E. Traitement par *pompe* à insuline. Si vous portez une pompe à insuline, observez les conseils suivants :
  - durant votre journée de voyage, ne changez rien à votre programme. Bolus d'insuline avant chaque repas
  - ajustez l'horloge de votre pompe à l'heure locale du lieu de votre séjour, de façon que votre programme de base corresponde toujours à la réalité du moment. Ici, il n'est pas nécessaire de réduire les doses de base.

2. VOYAGES VERS L'OUEST

Votre journée s'allonge, le programme d'insuline sera maintenu tel quel, mais vous devrez couvrir les heures supplémentaires par de l'insuline d'action rapide. En général, une dose de 4 à 6 unités suffit, avec un léger repas intermédiaire.

Dès le lendemain, reprenez votre programme habituel !

Si vous utilisez des *analogues*, il se peut que vous deviez combler les heures supplémentaires non par une seule, mais par deux injections, et donc deux collations.

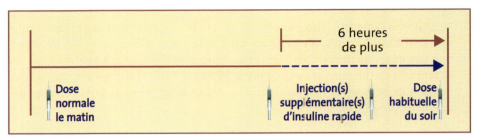

Fig. 38.

N.B. Pour les porteurs de *pompe* à insuline, agir comme s'il s'agissait d'un programme « intensif » multi-injections : couvrir les heures supplémentaires par des bolus de quelques unités, suivis d'une collation ; si vous ne désirez par manger, restez simplement sur votre programme de base, mais ajustez l'horloge interne de votre pompe à l'heure locale de votre lieu de séjour, afin que ce programme reste adéquat.

Pour les patients qui utiliseront l'insuline Lantus® comme insuline de base, la dose de celle-ci devra être *réduite* en proportion des heures de décalage perdues lorsque vous voyagez vers l'Est. Au contraire, si vous voyagez vers l'Ouest, la longue durée d'action de cette insuline permettra, en principe, de couvrir les heures supplémentaires gagnées, dès l'arrivée à destination, sans ajustement particulier

6. Résumé pour les voyageurs pressés

> Faites régulièrement vos glycémies et si nécessaire des tests d'urine

1. Planifiez soigneusement votre voyage et discutez-en avec votre médecin
2. Renseignez-vous sur les décalages horaires, les repas proposés
3. N'oubliez pas vos médicaments, prenez-les à la fois sur vous et dans vos bagages à main
4. Ayez du sucre avec vous, éventuellement du Glucagon
5. Ne partez pas si votre diabète est déséquilibré
6. Ayez des documents attestant que vous êtes diabétique et décrivant ce qu'il faut faire en cas de maladie ou de malaise
7. Vaccinez-vous à temps et pas au dernier moment
8. Emportez de bonnes chaussures de marche

Modification du traitement en fonction du décalage horaire

Pas de modification si le décalage ne dépasse pas 2 heures !

1. Diabétique traité par le régime seul : pas de modification.

2. Diabétique prenant des hypoglycémiants oraux :

Si votre journée s'allonge de plus de 4 heures et comporte un repas supplémentaire, prenez une dose supplémentaire de votre médicament, s'il s'agit du Glibénèse®, du Glucophage® ou de glinides.

Si vous prenez d'autres hypoglycémiants d'action prolongée, ne changez rien à vos habitudes.

Si votre journée *se raccourcit de plus de 4 heures* : ne prenez pas votre dose du soir.

3. Diabétiques traités à l'insuline :

Principe de base : augmenter ou diminuer la dose d'insuline en proportion de l'augmentation ou de la diminution de la durée du voyage.

Voyages vers l' Est (journée plus courte)

- Une injection par jour : diminuer la dose en proportion du nombre d'heures perdues.
- Deux injections par jour : dose du matin habituelle, dose du soir diminuée en proportion.
- Deux injections par jour d'un mélange « rapide » + « intermédiaire » : dose du matin habituelle, dose « rapide » du soir maintenue, dose « intermédiaire » du soir diminuée en proportion.
- Insulinothérapie « intensive » : pas de modification des doses de « rapide », diminution proportionnelle de la dose de « lente » (ou de « retard ») du soir.
- Mélanges « fixes » du commerce : ne réduire que l'injection du soir.
- Pompe à insuline : bolus avant chaque repas ; ajuster l'horloge de la pompe à l'heure locale du séjour. Pas d'autres changements.

Voyages vers l' Ouest (journée plus longue)

Situation plus simple : dose habituelle du matin et du soir si tel est votre cas, avec un supplément d'insuline rapide (4 à 6 Unités) dès l'arrivée (ou dans l'avion en cas de long voyage), suivi d'une collation supplémentaire. Si l'on utilise des analogues ultra-rapides, dont l'action est brève (environ 3-4 heures), il peut s'avérer nécessaire de faire deux injections supplémentaires (3-4 U) à 3 heures d'intervalle, suivies chacune d'une collation.

Dès le lendemain, reprenez votre programme habituel.

Pompes à insuline : bolus avant chaque repas ; ajuster l'horloge de la pompe à l'heure locale du lieu de séjour. Pas d'autres changement.

Chapitre 15

Diabète : le futur

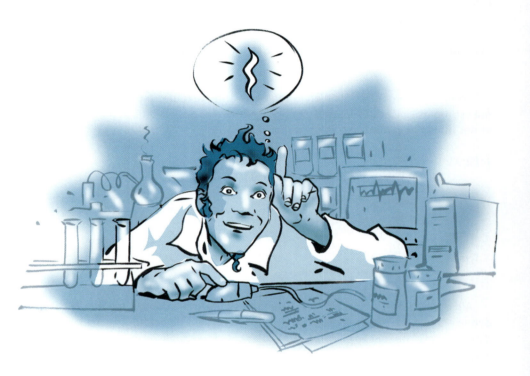

Comme l'a dit un humoriste célèbre, « *le futur est bien incertain* »...

Le « futur » du diabète et de son traitement l'est assurément.

Chaque année voit l'apparition sur le marché de nouveaux « outils » thérapeutiques, médicaments oraux ou insulines, de nouvelles techniques d'autocontrôle glycémique, etc.

La recherche fait également de grands progrès dans la connaissance des facteurs génétiques impliqués dans cette maladie, ce qui ouvre peut être la porte à sa prévention.

Comme le démontre fort bien la table suivante, tirée des prévisions de l'OMS, ce qui est moins « incertain », c'est l'explosion planétaire de l'obésité, et donc du diabète et des maladies cardio-vasculaires qui en découlent.

Table XVII

Diabète, type 1 et 2 (millions de cas)

Années	1997	2000	2010	2025
Type 1	3.5	4.3	5.3	6.7
Type 2	110	147	213	293

Ainsi, en 30 ans, le nombre des diabétiques aura triplé dans le monde. Cette épidémie, fruit de la « coca-colonisation » (« fast-food », abus de boissons sucrées, manque d'exercice, etc.) ne touche pas uniquement les pays industrialisés, mais également tous les pays émergents.

Un néologisme vient même d'apparaître dans la littérature médicale, celui de « DIABESITE » pour caractériser cette situation !

> Enrayer cette pandémie mondiale sera le vrai défi du XXIe siècle !

CHAPITRE 16

Annexes

Annexe 1
Equivalences glucidiques utilisées en France.

Un équivalent glucidique apporte 12,5 g d'hydrates de carbone (glucides). Comme le contenu en hydrates de carbone varie selon la nature des aliments, ceux-ci ont été regroupés en 4 types d'équivalents, qui, pour les rations données, contiennent tous 12,5 g de sucre.

On distingue

- les équivalents farineux ou féculents
- les équivalents fruits
- les équivalents lait
- les équivalents légumes

Equivalents farineux

une tranche d'un pain carré de 400 g
un demi petit pain (pistolet)
6 cm d'une baguette de 250 g
10 cm de ficelle
2 biscottes
1 cuillère à soupe bombée de riz cru, de semoule, de farine, de maïzena
2 cuillères à soupe de Corn Flakes
75 g de pommes de terre nature
50 g de purée de pommes de terre
20 g de pâtes non cuisinées
20 g de riz non cuisiné

→

Equivalents fruits

Une tranche d'ananas de 1 cm d'épaisseur
2 abricots
4 clémentines
1 kiwi
2 grosses mandarines
1/4 d'un melon moyen
1 petite orange
1/2 pamplemousse
1 pêche moyenne
1 pomme de taille moyenne
4 petites prunes
100 g de compote de pommes sans sucre
150 g de fraises
1/2 banane moyenne
1/2 poire moyenne

Equivalents lait

250 ml de lait
250 ml de yaourt nature

Equivalents légumes

30 pointes d'asperge
6 chicons moyens
2 gros poivrons
200 g de chou-fleur, de courgette
1 artichaut
2 fonds d'artichaut moyens
2 pieds de céleri
15 choux de Bruxelles
3 navets moyens
3 tomates
150 mg de carottes, de chou rouge

Les aliments suivants, pauvres en hydrates de carbone, peuvent être pris « à volonté » :

endives, laitue, salade, pissenlit, concombre, cresson, ciboulette, échalote, oignon, cornichon, radis, menthe, sauge, persil, moutarde, thym, laurier, etc.

Annexe 2

Liste des sulfonylurées et glinides du marché français

Sulfonylurées

Nom chimique	Nom de fabrique
Carbutamide	Glucidoral
Glibenclamide	Daonil, Daonil faible, Euglucan, Hémi-Daonil, Miglucan
Glibornuride	Glutril
Gliclazide	Diamicron, Diamicron MR, Gliclazide Bayer, Gliclazide Biogaran, Gliclazide EG, Gliclazide G GAM, Gliclazide GNR, Gliclazide Merck, GliclazideMSD, Gliclazide-Pierre-Fabre, Gliclazide Ratiopharm, Gliclazide RPG, Glycémirex-Gé
Glimepiride	Amarel
Glipizide	Glibénèse, Glipizide Merck, Minidiab, Ozidia

Glinides

Nom chimique	Nom de fabrique
Nateglinide	Starlix
Repaglinide	Novonorm

Annexe 3

Liste des biguanides du marché français

Nom chimique	Nom de fabrique
Metformine	Eddia-Gé, Glucinan, Glucoless, Glucophage, Glymax-Gé, Metfirex-Gé, Metformine Bayer, Metformine-Biogaran, Metformine EG, Metformine GNR, Metformine Merck, Metformine Ratiopharm, Metformine RPG, Stagid

N.B. Le Glucovance® est une association de glibenclamide et de metformine.

Annexe 4

Liste des glitazones du marché français

Nom chimique	Nom de fabrique
Pioglitazone	Actos
Rosiglitazone	Avandia

Annexe 5

Liste des inhibiteurs des alpha-glucosidases du marché français

Nom chimique	Nom de fabrique
Acarbose	Glucor
Miglitol	Diastabol

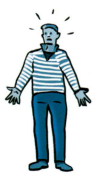

Annexe 6
Liste des insulines du marché français

Remarque : la durée d'action de toutes les insulines dépend du site et de la profondeur de l'injection, de la vascularisation, de la température corporelle, de l'activité physique du sujet et de la dose injectée. Les valeurs données dans l'annexe 6 sont donc indicatives. L'effet maximum et la durée d'action de certaines insulines intermédiaires sont sensiblement plus courts que ceux indiqués par le fabricant.

Nom	Fabricant	Début de l'effet	Maximum de l'effet	Fin de l'effet	Origine
Insulines ultrarapides					
Humalog	Lilly	15'	1-3 h	2-5 h	Humaine analogue
NovoRapid	Novo-Nordisk	10'-20'	1-3 h	3-5 h	Humaine analogue
Insulines rapides					
Actrapid HMge	Novo-Nordisk	30'	1-3 h	8 h	Humaine
Insuman Rapide	Aventis	30'	1-4 h	7-9 h	Humaine
Orgasuline Rapide	Organon	15'	3-4 h	6 h	Humaine
Umuline Rapide	Lilly	30'	1-3 h	5-7 h	Humaine
Velosulin HM	Novo-Nordisk	30'	1-3 h	8 h	Humaine
Insulines intermédiaires					
Insulatard HMge	Novo-Nordisk	1 h 30'	4-12 h	24 h	Humaine
Insuman Basal	Aventis	1 h	3-4 h	11-20 h	Humaine
Monotard HMge	Novo-Nordisk	2 h 30'	7-15 h	24 h	Humaine
Orgasuline NPH	Organon	45'	5-9 h	17 h	Humaine
Umuline Protamine Isophane (NPH)	Lilly	1 h	2-8 h	18-20 h	Humaine
Umuline Zinc composé	Lilly	1-3 h	6-12 h	18-24 h	Humaine
Insulines lentes					
Lantus	Aventis	3-4 h	6-22 h	24-28 h	Humaine analogue
Ultratard HMge	Novo-Nordisk	4 h	8-24 h	28 h	Humaine
Umuline Zinc	Lilly	4-6 h	6-20 h	24-26 h	Humaine
Mélanges					
Humalog Mix 25	Lilly	15-45'	2h15 - 3h30	8-24 h	Humaine analogue
Humalog Mix 50	Lilly	15-30'	1h45 - 2h45	7-16 h	Humaine analogue
Insuman Comb 15	Aventis	30' - 1h	2-4 h	11-20 h	Humaine
Insuman Comb 25	Aventis	30' - 1h	2-4 h	12-19 h	Humaine
Insuman Comb 50	Aventis	30'	1h30 - 4 h	12-16 h	Humaine
Mixtard 10 HMge	Novo-Nordisk	30'	2-8 h	24 h	Humaine
Mixtard 20 HMge	Novo-Nordisk	30'	2-8 h	24 h	Humaine
Mixtard 30 HMge	Novo-Nordisk	30'	2-8 h	24 h	Humaine
Mixtard 40 HMge	Novo-Nordisk	30'	2-8 h	24 h	Humaine
Mixtard 50 HMge	Novo-Nordisk	30'	2-8 h	24 h	Humaine
Orgasulin 30/70	Organon	30'	2-6 h	12-16 h	Humaine
Umuline Profil 20	Lilly	30'	1-8 h	18-20 h	Humaine
Umuline Profil 30	Lilly	30'	1-8 h	18-20 h	Humaine

Annexe 7

Concentration de glucose dans le sang, les unités S.I. (Système International)

La quantité de sucre dans le sang était exprimée jusqu'en 1978 en g/l (mg/dl).

Pour des raisons d'unification et de logique biochimique, on a décidé de remplacer les unités de masse (comme le g ou le mg) par des unités tenant compte du nombre de molécules d'une substance par unité de volume (une mmol renfermant toujours le même nombre de molécules, quel que soit le produit considéré). Actuellement, la glycémie ne s'exprime plus en mg/dl mais en mmol/l, c'est à dire qu'elle définit combien de molécules de glucose se trouvent dans un litre de sang. Il existe des tables permettant de passer d'un système à l'autre. Il est également possible de faire soi-même les calculs:

Glycémie	Opération	Résultat	
mg/dl	→ diviser par 18	→ mmol/l	Unité S.I.
mmol/l	→ multiplier par 18	→ mg/dl	Ancienne unité

Ex.: 100 mg/dl : 18 = 5,55 mmol/l
8.5 mmol/l x 18 = 153 mg/dl

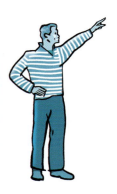

17 GLOSSAIRE

Acétone : produit chimique détecté dans le sang et l'urine quand l'organisme consomme presque exclusivement des graisses pour maintenir l'apport d'énergie nécessaire au bon fonctionnement des organes. L'acétone, en petite quantité, se rencontre chez les sujets qui suivent un jeûne ou un régime amaigrissant ; en grande quantité, dans le diabète décompensé.

Acétonurie : présence d'acétone ou de corps cétoniques (acétone, acide acéto-acétique et bêta-hydroxybutyrique) dans l'urine.

Acidose lactique : accumulation d'acide lactique à des niveaux toxiques. Cette situation peut se rencontrer chez certains diabétiques âgés traités par des biguanides et dont les reins et/ou le foie fonctionnent mal.

Adrénaline : hormone de la glande surrénale ayant plusieurs actions, dont celle d'augmenter la glycémie.

Albuminurie : présence d'albumine (ou de protéines) dans l'urine.

Alcool : substance énergétique riche en calories (7 Kcal par gramme) mais peu utile à l'organisme.

Angine de poitrine : crise de douleurs constrictives violentes, généralement derrière le sternum, irradiant parfois dans les avant-bras et la mâchoire, consécutive à une mauvaise irrigation du muscle cardiaque, en raison d'une athérosclérose des artères coronaires.

Angiographie à la fluorescéine : méthode de diagnostic en ophtalmologie, permettant de mettre en évidence des fuites hors des vaisseaux de la rétine. L'examen consiste en l'injection, dans une veine de l'avant-bras, de fluorescéine, suivie de l'enregistrement photographique de l'apparition de ce produit au niveau du fond de l'œil.

Anticorps : substance spéciale (globuline, sorte de protéine) fabriquée par une personne ou un animal exposé à une substance « étrangère » appelée antigène (p. ex. une bactérie, un virus ou une greffe d'organe) et destinée à neutraliser ou à détruire cette dernière.

Aphasie : impossibilité de traduire sa pensée par des mots intelligibles.

Artères : vaisseaux (canaux, tuyauterie) permettant la circulation du sang propulsé par le cœur vers les organes. Dans l'insuffisance artérielle, ces vaisseaux se bouchent peu à peu, ce qui empêche une bonne irrigation des organes.

Artériosclérose : maladie dégénérative des artères, due à un épaississement et durcissement des fibres musculaires de la couche moyenne d'une artère. Processus de vieillissement.

Athérosclérose : obstruction progressive des artères par des dépôts de graisses, principalement du cholestérol, de calcium et de fibres musculo-élastiques, dans la couche interne de la paroi artérielle. Ces dépôts portent le nom de « plaque athéromateuse ».

Auto-anticorps : anticorps formés par une personne et dirigés contre ses propres cellules ou tissus, aboutissant à leur destruction partielle ou totale.

Auto-immunité : état d'un individu chez qui sont apparus des *auto-anticorps*. Ce processus (auto-immunisation) consiste en la production, par l'organisme, d'anticorps dirigés contre certaines cellules ou tissus de la même personne, qui se comportent comme des *antigènes* (auto-antigènes). On connaît encore mal les raisons d'un tel comportement « aberrant ».

Atonie vésicale : impossibilité de vider la vessie par suite d'un défaut de l'innervation du muscle vésical. C'est la conséquence d'une neuropathie autonome.

Calorie : unité d'énergie représentant la quantité de chaleur fournie par un combustible (dans le corps, quantité d'énergie fournie par les aliments) ; s'abrège Kcal ou Cal.

Callosité : voir durillon.

Cellules : unités de base (briques d'une maison) dont sont faits nos tissus et organes. Lieu des différents processus chimiques du métabolisme.

Cétose : se rapporte à la présence d'acétone dans le sang.

Cholestérol : l'une des graisses du sang, fréquemment en excès chez les obèses et les diabétiques. Favorise l'athéromatose et l'insuffisance artérielle ; ne se trouve que dans les graisses d'origine animale.

Chromosome : élément se trouvant dans le noyau des cellules et porteur du patrimoine génétique (gènes) de chaque individu.

Collations : petits repas intermédiaires pris entre deux repas principaux.

Coronaires (artères) : artères irrigant le muscle cardiaque. Leur atteinte par l'athérosclérose peut conduire à l'angine de poitrine ou à l'infarctus du myocarde.

Cors : épaississements de la peau, douloureux, siégant au niveau des orteils.

Corps cétoniques : voir acétone.

Cortisol (cortisone) : hormone de la surrénale ayant plusieurs actions, dont celle d'augmenter la glycémie.

Diabète : état caractérisé par un défaut d'utilisation des aliments, consécutif à un manque absolu ou partiel d'insuline ou à une résistance des tissus à l'action de l'insuline.

Dialyse péritonéale : méthode permettant d'extraire les déchets toxiques du sang (habituellement éliminés par les reins) à travers la membrane péritonéale mise au contact d'un liquide spécial pendant plusieurs heures.

Durillon : épaississement de la peau de la plante du pied. (*Synonyme* : callosité).

Dysautonomie : altération du système nerveux qui règle le fonctionnement de nos organes internes.

Eau : représente le 60-70% du poids du corps.

Edulcorants : produits donnant un goût sucré aux aliments.
  Naturels : sorbitol, xylose, etc.
  Artificiels : saccharine, cyclamate, aspartame, etc.

Epreuve d'hyperglycémie provoquée : voir hyperglycémie provoquée.

Equivalents glucidiques : groupes d'aliments contenant une même quantité de sucre. Ils sont interchangeables entre eux.

Fructose : un des sucres (fruits), contenant 4 Kcal par gramme.

Gastroparésie : retard de la vidange de l'estomac, conséquence d'une atteinte de son innervation.

Gastroscopie : examen direct de l'intérieur de l'estomac au moyen d'un tuyau flexible comportant un système d'éclairage (fibres optiques).

Gène : l'un des nombreux supports de l'information héréditaire des cellules vivantes. Le génome (ensemble des gènes) humain en contiendrait près de 100'000, mais des recherches récentes ont revu ce chiffre à la baisse, proche de 30'000 à 35'000.

Généticien : spécialiste étudiant la transmission des caractères héréditaires et les maladies liées aux chromosomes.

Glandes endocrines : glandes produisant des hormones généralement libérées directement dans le sang.

Glomérule : petit peloton de fins vaisseaux sanguins. Dans le rein, c'est au travers des glomérules que le sang filtre ses déchets pour former l'urine.

Glucagon : hormone produite par le pancréas. Elle protège l'organisme contre les hypoglycémies.

Glucides : nom général donné aux sucres. *Synonyme* : hydrates de carbone.

Glucose : sucre principal du sang. Carburant des cellules cérébrales et du muscle ; 4 Kcal par gramme.

Glucosurie : (glycosurie) : présence de glucose dans l'urine.

Glycémie : taux de glucose dans le sang.

Glycogène : forme de stockage du glucose dans le foie et dans les muscles.

Graisses : voir lipides.

Greffe rénale : implantation chirurgicale, chez un patient atteint d'insuffisance rénale terminale, d'un rein prélevé chez un sujet décédé, parfois aussi à partir d'un donneur vivant.

Hémiplégie : paralysie d'un côté du corps consécutive à une « attaque » cérébrale (ictus). *Cause* : embolie, obstruction ou hémorragie d'une artère du cerveau.

Hémodialyse : rein artificiel ; machine extra-corporelle permettant d'extraire les déchets toxiques du sang habituellement éliminés par le rein. Cette méthode nécessite en général trois séances de 4 à 5 heures par semaine.

HLA (groupes) : éléments du patrimoine génétique déterminant certaines caractéristiques de chaque individu. Certains groupes HLA sont plus fréquemment rencontrés chez les diabétiques insulinodépendants.

Hormone : substance produite par une glande endocrine et transportée par le sang vers un autre organe, dont elle module le fonctionnement.

Hydrates de carbone : nom général des sucres. *Synonyme* : glucides.

Hyperglycémie provoquée : test de dépistage consistant à donner à un sujet une solution d'eau et de glucose, puis à mesurer la glycémie à intervalles précis, durant 2 heures ou plus.

Hypertension artérielle : augmentation de la pression sanguine dans le réseau artériel. L'OMS définit l'hypertension dès que la pression artérielle est > à 140/90 mmHg.

Hypoglycémie : taux de glucose sanguin trop bas, habituellement moins de 2,8 mmol/l ou 50 mg/dl ou 0.5 g/l. Une correction s'impose dès 4 mmol/l (72 mg/dl ou 0.7 g/l).

Hypophyse : glande endocrine de la base du crâne responsable de la régulation du fonctionnement des ovaires, de la thyroïde, des surrénales...

Ictus : *syn.* accident cérébro-vasculaire (appelé communément « attaque cérébrale »). Il s'agit de l'obstruction, par un caillot sanguin, d'une artère cérébrale, causant la mort du territoire qu'elle irrigue. Moins fréquemment, il peut s'agir au contraire d'une hémorragie, avec les mêmes conséquences.

Ilots de Langerhans : structures millimétriques du pancréas dans lesquelles se trouvent les cellules sécrétant l'insuline (bêta) et le glucagon (alpha).

Index de masse corporelle (IMC) : rapport du poids en kilos divisé par la taille en mètre, élevée au carré (IMC = kg/m^2).

Infarctus du myocarde : nécrose ou destruction d'une partie du muscle cardiaque, consécutive à l'obstruction d'une artère coronaire.

Insuline : hormone sécrétée par le pancréas et qui permet l'utilisation du glucose par les muscles, le tissu adipeux, le foie et certaines zones du cerveau ; elle est également indispensable à l'incorporation des protéines alimentaires dans les muscles.

Joule : voir calorie. Abrégé KJ.

LADA : (Latent Autoimmune Diabetes of Adult) : forme intermédiaire de diabète, entre type 1 et type 2, touchant l'adulte jeune et devenant rapidement insulinorequérent.

Lipides : autre nom des graisses comme le beurre, l'huile, les margarines ; contiennent 9 Kcal par gramme.

Lipodystrophie : déformation du tissu adipeux pouvant survenir en cas d'injections répétées d'insuline toujours au même endroit.

Macroangiopathie : atteinte des artères par des lésions d'athérosclérose.

Macula : zone de la rétine où, en raison de la richesse en cellules nerveuses sensibles à la lumière, la vision est maximum.

Métabolisme : ensemble des réactions chimiques dans les tissus de l'organisme, permettant le maintien de la vie.

Microalbuminurie : perte anormale d'albumine par le glomérule rénal, signe précoce d'une néphropathie.

Microangiopathie : atteinte dégénérative des tout petits vaisseaux sanguins, propre au diabète.

MODY (Maturity Onset Diabetes of the Young) : diabète de type « adulte » apparaissant chez des sujets jeunes. Il résulte de certaines mutations bien précises.

Morbidité : ensemble des maladies ou des complications d'une maladie touchant un individu.

Mutation : changement brusque d'un gène ou de certaines parties de gène, responsable d'une maladie.

Mycose : infection provoquée par des champignons microscopiques souvent présents au niveau des orteils des diabétiques. Peut aussi siéger au niveau des organes génitaux, dans les grands plis de peau (sous les seins, entre les cuisses).

Nécrobiose lipoïdique : nappes ou bandes infiltrées, avec un épiderme atrophique. Le centre est jaunâtre et déprimé. Les bords sont rouge-violacé et surélevés.

Nerfs : câblage permettant la transmission de l'ordre d'effectuer des mouvements (nerfs moteurs) ou bien la réception de stimulations sensitives ou douloureuses (nerfs sensitifs).

Obésité : notion statistique correspondant à un poids supérieur de 20 % au poids idéal. Cette notion, actuellement obsolète, est remplacée par celle de l'OMS : l'obésité correspond à un index de masse corporelle > $30\ kg/m^2$.

Œstrogène : une des hormones produites par l'ovaire et favorisant la maturation de l'ovule, son éclosion (ovulation) et, le cas échéant, la fécondation.

Pancréas : glande de l'abdomen, située en arrière de l'estomac et possédant trois fonctions :
- sécrétion de sucs digestifs (enzymes) permettant la digestion des aliments
- sécrétion de l'insuline
- sécrétion du glucagon.

Phlébite : inflammation aiguë, sub-aiguë ou chronique d'une veine.

Photophobie : crainte de la lumière due, en général, à la sensation pénible, voire douloureuse, qu'elle peut provoquer, lors de certaines maladies de l'œil.

Poids idéal : notion statistique représentant le poids, pour une taille donnée, qui est associé à la mortalité la plus faible, notion devenue obsolète.

Progestérone : une des hormones produites pas l'ovaire et favorisant le développement de l'ovule fécondé (œuf).

Protéines (protides) : substances de base que l'on trouve dans la viande, le fromage, les muscles, le blanc d'œuf, le lait et le poisson.

Sels minéraux : produits chimiques non énergétiques mais indispensables au bon fonctionnement des cellules. *Exemple* : le calcium, le potassium, le sel de cuisine, etc.

Sorbitol : un sucre contenant 4 Kcal par gramme ; peut s'accumuler en excès dans le cristallin et d'autres tissus.

Stérilisation : méthode chirurgicale permettant d'obstruer le canal reliant l'ovaire à l'utérus (trompe) et empêchant, de ce fait, une fécondation.

Télangiectasies : fins petits vaisseaux anormalement dilatés à certains endroits du corps.

Thrombophlébite : présence d'un caillot sanguin « collé » sur une portion de veine enflammée (phlébite) et susceptible de se détacher ; on parle alors d'embolie.

Thromboembolie : détachement d'un caillot sanguin (ou d'une portion de caillot) d'une veine atteinte de thrombophlébite ou d'une artère (en cas d'athérosclérose) et pouvant migrer dans les poumons, le cerveau, les coronaires, les extrémités.

Triglycérides : l'une des graisses du sang, fréquemment en excès chez les diabétiques et les obèses. Favorise l'athérosclérose.

Urée : un des déchets sanguins filtrés au travers des glomérules et retrouvé dans l'urine.

Urémie : élévation anormale du taux de l'urée dans le sang, jusqu'à un niveau toxique.

Vasectomie : méthode de stérilisation masculine consistant en l'interruption du canal reliant les testicules à l'urètre.

Vessie neurogène : impossibilité de contracter sa vessie pour la vider, résultant généralement d'une atteinte du système nerveux autonome innervant le muscle vésical.

Vitamines : produits chimiques non énergétiques, indispensables au bon fonctionnement des organes. Exemple : vitamines D, A, B, etc.

Vitiligo : trouble de la pigmentation de la peau, avec apparition de zones décolorées, d'un blanc mat.

Vitrectomie : opération consistant à enlever le corps vitré de l'œil, lorsque celui-ci est complètement opacifié par du vieux sang non résorbé, empêchant une bonne vision.

Xanthélasmas : petites taches jaunâtres (dépôts de lipides) au niveau des paupières.

Xanthomes éruptifs : lésions nodulaires cutanées, jaunâtres à rosées, de taille variable (dépôts de lipides), pouvant siéger n'importe où sous la peau.

18 Liste des tables

Table I :	poids idéal des femmes	25
Table II :	poids idéal des hommes	26
Table III :	valeurs glycémiques diagnostiques du diabète	28
Table IV :	index glycémiques	41
Table V :	teneur en fibres alimentaires de certains aliments	49
Table VI :	succédanés du sucre	50
Table VII :	sulfonylurées et glinides du marché suisse	60
Table VIII :	biguanides du marché suisse	61
Table IX :	glitazones du marché suisse	62
Table X :	inhibiteurs des alpha-glucosidases du marché suisse	63
Table XI :	fibres alimentaires du marché suisse	64
Table XII :	traitement du diabète de type 2	66
Table XIII :	liste des insulines du marché suisse	69
Table XIV :	objectifs thérapeutiques de la prise en charge du diabète	92
Table XV :	valeurs de la tension artérielle	140
Table XVI :	valeurs du cholestérol et des tryglycérides à atteindre	140
Table XVII :	diabète type 1 et 2 (millions de cas)	198

19 Illustrations

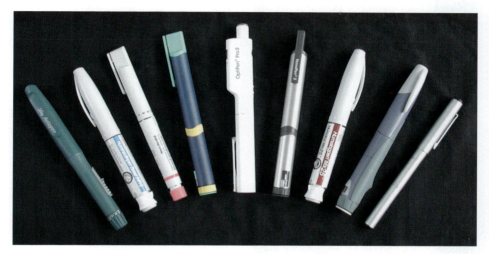

Quelques modèles de stylos injecteurs les plus utilisés.

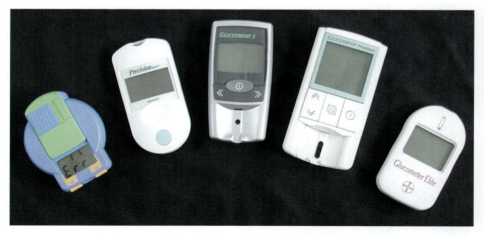

Quelques modèles de lecteurs glycémiques les plus utilisés.

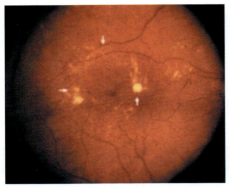

A : Rétinopathie non proliférative : microanévrismes (petites taches rouges, fléchées).

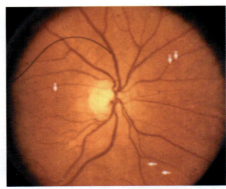

B : Rétinopathie non proliférative avec œdème maculaire, axsudats durs (taches jaunâtres, « cireuses ».

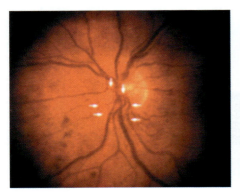

C : Rétinopathie proliférative : apparition de nouveaux vaisseaux anormaux (flèches).

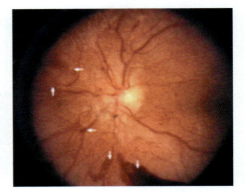

D : Rétinopathie proliférative : forme avancée avec hémorragies dans la rétine et le corps vitré

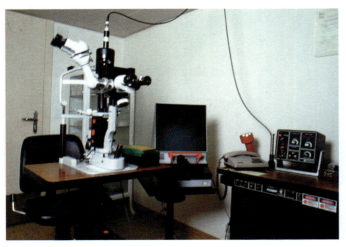

Système Laser, pour le traitement de la rétinopathie diabétique.

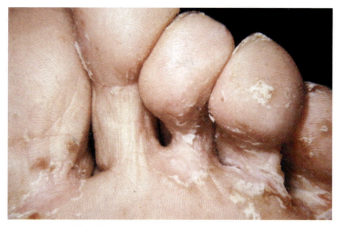
« Pied d'athlète » : mycose inter-digitale surinfectée.

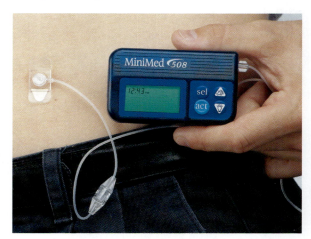
Pompe à insuline un des nombreux modèles à disposition.

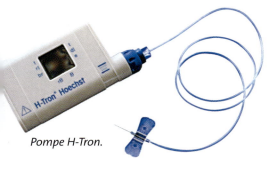
Pompe H-Tron.

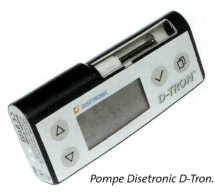
Pompe Disetronic D-Tron.

20 La pyramide des aliments

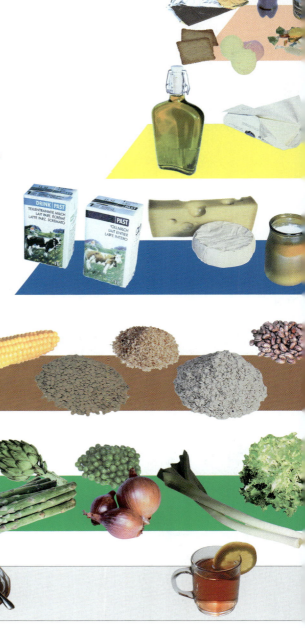

Les aliments contenant des graisses sont à modérer en faveur des légumes, des protéines et bien sûr des fruits et des farineux.

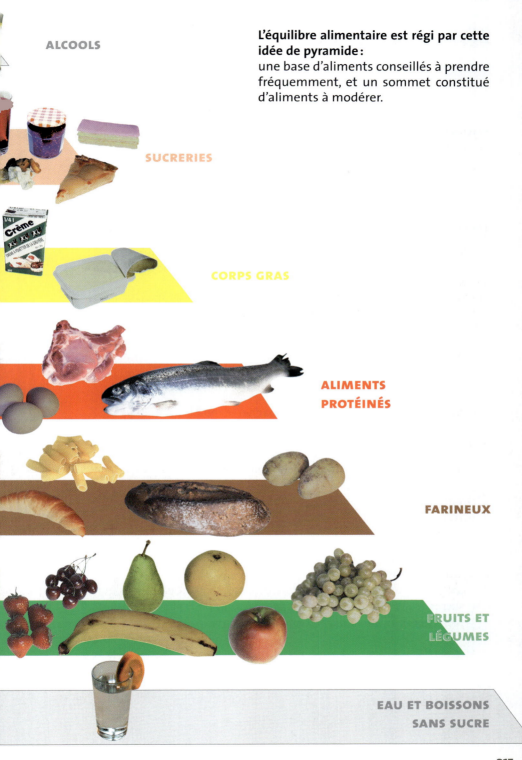

21 Les équivalents glucidiques

Équivalents glucidiques
Associations suisses romandes du diabète

> Les termes GLUCIDE, HYDRATE DE CARBONE, SUCRE ont la même signification.

Aliments ne contenant pas ou peu de glucides :

1 Leur consommation judicieuse n'influence pas la glycémie :
- poissons, viande maigres, œufs, fromages de 0 à 30% de matières grasses
- légumes crus et cuits
- boissons : eau, thé, café, tisanes, limonade « light », bouillons maigres
- condiments : sel, poivre, épices, moutarde, cornichons, vinaigre, citron
- édulcorants : aspartame, saccharine, cyclamate, acésulfame K.

2 Riches en graisses donc en Kcalories, leur consommation est à contrôler :
- viandes grasses, charcuterie, fromages gras
- matières grasses : huile, beurre, margarine, crème.

3 Vin : 1 verre de vin sec peut accompagner le repas.

Aliments contenant des glucides :

1 Il est important d'en consommer selon les besoins de chacun, à chaque repas et collation :
- farineux : pommes de terre, pain, biscottes, céréales, légumineuses
- fruits, jus de fruits
- lait et yogourt.

2 Très concentrés en sucre, et parfois en graisses ou en alcool, leur consommation doit être contrôlée :
- produits sucrés : sucre, miel, confiture, bonbons, chocolat, pâtisseries, fruits en conserve sucrés, fruits confits, sirop, limonade, coca, jus de fruit sucré.
- Bière, apéritifs, vin doux, liqueurs, alcools forts.

Basés sur les portions alimentaires

Nous utilisons en Suisse romande un système d'équivalents glucidiques basé sur des portions alimentaires couramment utilisées. Les équivalents glucidiques ont été créés pour simplifier la compréhension et l'application de programmes nutrionnels.

> **Équivalent farineux = 25g de glucides**
> (7 morceaux de sucre)

L'équivalent farineux apporte 25g de glucides. Il a été établi à partir d'une portion usuelle de pain, soit 50g ou 2 tranches. Vous pouvez remplacer les 2 tranches de pain par 150g de pommes de terre ou 30g de riz (poids non cuit) etc.

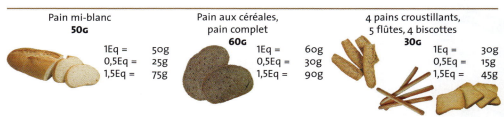

Pain mi-blanc **50g**		Pain aux céréales, pain complet **60g**		4 pains croustillants, 5 flûtes, 4 biscottes **30g**	
1Eq =	50g	1Eq =	60g	1Eq =	30g
0,5Eq =	25g	0,5Eq =	30g	0,5Eq =	15g
1,5Eq =	75g	1,5Eq =	90g	1,5Eq =	45g

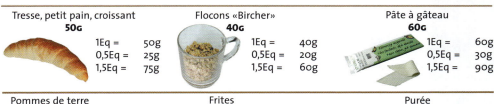

Tresse, petit pain, croissant **50g**		Flocons «Bircher» **40g**		Pâte à gâteau **60g**	
1Eq =	50g	1Eq =	40g	1Eq =	60g
0,5Eq =	25g	0,5Eq =	20g	0,5Eq =	30g
1,5Eq =	75g	1,5Eq =	60g	1,5Eq =	90g

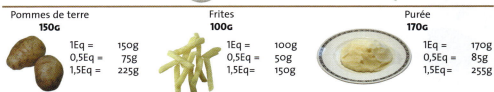

Pommes de terre **150g**		Frites **100g**		Purée **170g**	
1Eq =	150g	1Eq =	100g	1Eq =	170g
0,5Eq =	75g	0,5Eq =	50g	0,5Eq =	85g
1,5Eq =	225g	1,5Eq =	150g	1,5Eq =	255g

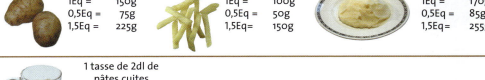

1 tasse de 2dl de pâtes cuites

1Eq =	1 tasse
0,5Eq =	0,5 tasse
1,5Eq =	1,5 tasse

 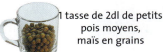

1 tasse de 2dl de petits pois moyens, maïs en grains

Pâtes crues

1Eq =	35g
0,5Eq =	15g
1,5Eq =	50g

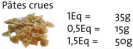

3/4 tasse de 2dl de : riz, semoule, millet, orge perlé, polenta... cuits

3/4 tasse de 2dl de : légumineuses, lentilles, haricots, pois chiches... cuits

poids cru :	1Eq =	30g
	0,5Eq =	15g
	1,5Eq =	45g

poids cru :	1Eq =	40g
	0,5Eq =	20g
	1,5Eq =	60g

Équivalent fruits = 15g de glucides
(4 morceaux de sucre)

L'équivalent fruit apporte 15 g de glucides, c'est par exemple 1 pomme moyenne (de 150 g) ou 2 mandarines ou 200 g de fraises etc.

Fraises, framboises, pastèque

Orange, mandarines, pamplemousse, kiwi, prunes, groseilles

Pomme, poire, pêche, ananas, cassis, mûres, myrtilles, melon, abricots

Mangue, raisin, kaki, cerises, figues

 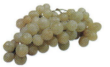

Glace	Fruits secs	Jus d'orange	Banane
70g	25g	1,5dl	70g

   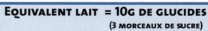

Équivalent lait = 10g de glucides
(3 morceaux de sucre)

L'équivalent lait apporte 10g de glucides, ce qui représente, par exemple, 1 verre de lait (2dl) ou 1 yoghourt nature etc.

BASÉS SUR DES PORTIONS DE 10G D'HYDRATES DE CARBONE

Dans la plupart des pays, des équivalents glucidiques à 10g de sucre sont utilisés. Ils apparaissent particulièrement intéressants pour les programmes d'insulinothérapie intensifiés. Cependant 10g de sucre représentent une portion de pomme, quelques cartiers d'orange, quelques cuillerées de yoghourt! Pour l'éducation du patient, les équivalences portions sont plus simples à appliquer.

Équivalent farineux (10g)

Pain

20g
pain mi-blanc
petit pain
tresse
croissant

25g
pain aux céréales complet

15g
biscottes
pains croustillants
zwieback
flûtes

Pomme de terre

60g
pomme de terre

30g
pommes frites

70g
purée de pomme de terre
4 pommes Duchesse

Pâtes-Riz

50g
pâtes cuites

15g crues

50g
riz cuit

15g cru

60g
polenta
maïs en grain

Légumineuses

75g
lentilles cuites
20g crues
haricots blancs
flageolets
2 cuillères à soupe

75g
semoule
gnocchis

90g
petits pois

Céréales

15g
flocons d'avoine
1,5 cuillère à soupe

15g
cornflakes
2 cuillères à soupe

20g
bircher esc
sans sucre ajouté

Equivalent fruits (10g)

100g
petite pomme, poire, pêche, 14 cerises, 1 kiwi, 2 prunes ou pruneaux, 1/2 mangue, 1/2 fruit de la passion

150g
9 fraises, 1 petite orange, 1 grosse clémentine, 2 mandarines, 1/2 grapefruit, 150g de framboises, groseilles, mûres, myrtilles

1/2 banane, 6 mirabelles, 6 grains de raisin, 1 figue, 1/2 kaki

15g
fruits secs

1dl, 1/2 verre
jus d'orange, de pomme, de grapefruit

60g
fruits au sirop

Equivalent lait (10g)

2dl
lait

1 séré aux fruits light

1 yoghourt nature ou light

1 flan light

Les sucreries

Biscuit – Cake – Tarte

25g
biscuits (3)

25g
cake

25g
tarte aux fruits

Chocolat – Farmer

15g
chocolat (1 barre)
1 praliné
1 truffe

15g
1/2 bouchée au chocolat
1 meringue

barre de céréales Farmer

Glace – sorbet

30g
sorbet

50g
glace

80g
glace light (1,5 boule)

Limonade – sirop – bière

1dl
coca
limonade

1,5dl
sirop

3dl
bière sans alcool

22 Index

Acarbose	63, 102, 202
Acceptation	175
Acésulfam	51, 52, 206
Acétone	20, 21, 27, 81, 89, 114, 205
Acétonurie	20, 21, 27, 81, 89, 114, 205
Acidocétose	110
Activité physique	78
alimentation	80
précautions	78, 104
traitement à l'insuline	79, 80
traitement médicamenteux	79
Adolescent	186
Alcool	39, 47, 48, 144, 205
Aliments pour « diabétiques »	51
Angine de poitrine	139, 144, 205
Artériosclérose	205
Aspartame	51, 52, 206
Athérosclérose	144, 205
Attaque cérébrale	139, 144, 207
Auto-anticorps	23, 205
Auto-immunité	23, 206
Biguanides	61, 76, 201
Buformine	61
Calories	36, 206
Carbutamide	201
Cataracte	127
Cholestérol	140, 144, 206
Collations	43, 206
Coma acidocétosique	27, 110, 120
Coma hyperosmolaire	28, 118, 121
Coma hypoglycémique	100
Complications du diabète	126, 144
Contraception	166
Corps cétoniques	20, 21, 27, 81, 89, 114, 205
Corps vitré	127, 129
Cyclamate	51, 52, 206
Dépression	174
Diabète	
causes	23
contraception	166
décompensé	110
définition	18, 206
diagnostic	28
histoire	15
hérédité	178
prévention	28, 180
traitement	29, 35
symptômes	26, 110
Diabète de l'adolescent	183
Diabète adulte	22, 23, 24, 179
Diabète de l'enfant	21, 23, 178, 183
Diabète gestationnel	162
Diabète de la grossesse	162
Diabète insulinodépendant	21, 23, 178, 183
Diabète juvénile	21, 23, 178, 183
Diabète non insulinodépendant	22, 23, 24, 179
Diabète type 1	21, 23, 178, 183
Diabète type 2	22, 23, 24, 179
Edulcorants	51, 52, 206
Effet Somogyi	105
Equivalents glucidiques	39, 199, 206, 220
Enfant	21, 23, 178, 183
Fibres alimentaires	36, 49, 50, 64
Fructosamine	93
Fructose	51, 52, 206
Gangrène	139, 144, 150
Glaucome	128
Glibenclamide	60, 201
Glibornuride	60, 201
Gliclazide	60, 201
Glimepiride	60, 201

221

Glinides	61, 75, 201
Glipizide	60, 201
Glitazones	62, 76, 201
Glucagon	18, 207
Glucides	18, 36, 37, 207
Glucose	18, 19, 204, 207
Glucosurie	20, 85, 90, 207
Glycémie	20, 207
mesure de la glycémie	91
Graisses	19, 36, 47, 207
Grossesse diabétique	160
Hémoglobine glyquée	93
Hérédité	178
Hydrates de carbone	18, 36, 37, 207
Hyperglycémie	20
Hypoglycémie	43, 48, 80, 98, 207
Hypertension artérielle	129, 140, 144, 207
Ictus	139, 144, 207
Ilôts de Langerhans	18, 208
greffe	132
Impuissance	137
Index glycémique	40
Index de masse corporelle	23, 208
Infarctus du myocarde	139, 144, 208
Infection	141
Infection urinaire	130
Inhibiteurs des alpha-glucosidases	63, 76, 102
Insuline	
action	19, 208
injection	72
traitement par	67, 76, 92
types	69, 76, 203
Joule	36, 206
LADA	23, 208
Laser	128, 144, 216
Lipides	19, 36, 47, 208
Mannitol	51, 52
Marchandage	174
Mariage	177
Microalbuminurie	208
Miglitol	63, 102, 202
Metformine	61, 201
MODY	23, 208
Mycoses	141, 208, 217
Nateglinide	61, 201
Néphropathie diabétique	131, 144
Neuropathie diabétique	132, 144, 208
Obésité	22, 25, 208
Œil diabétique	128, 144
Orlistat	47
Pancréas	18, 209
greffe	132
Peau	141
Phénomène de l'aube	105
Pied diabétique	144, 150
Pilule contraceptive	166
Pioglitazone	62, 201
Poids idéal	24, 25, 209
Pompes à insuline	72
Prévention du diabète	28, 180
Protéines	19, 36, 37, 209
Protides	19, 36, 37, 209
Puberté	186
Rapport taille/hanches	25
Refus	173
Régimes alimentaires	36, 41, 46
Repaglinide	61, 201
Rétinopathie diabétique	128, 144
Révolte	173
Rosiglitazone	62, 201
Saccharine	51, 52
Seuil rénal	85
Seringues à insuline	72
Sibutramine	47
Sorbitol	51, 52, 206, 209
Stylos à insuline	72
Sulfamides hypoglycémiants	59, 75, 201
Sulfonylurées	59, 75, 201

Tension artérielle	129, 140, 144, 207
Tests d'urine	85, 86
Transplantation du pancréas	132
Triglycérides	140, 209
Urémie	131, 144, 209
Vitrectomie	129, 144, 209
Voyages	189
Xylitol	51, 52, 206

Achevé d'imprimer sur rotative
par l'Imprimerie Darantiere à Dijon-Quetigny
en juillet 2002

Dépôt légal : juillet 2002
N° d'impression : 22-0848